당신의 하루가
가벼웠으면
좋겠습니다

아무도 가르쳐주지 않았던 대장·항문 건강에 관한 모든 것

당신의 하루가

가벼웠으면

좋겠습니다

임익강 지음

다산
라이프

그대 마음의 문턱을
낮출 수만 있다면

똥꼬의사 임익강입니다.

'똥꼬'는 세상 모든 사람의 소중한 신체 부위이자 저의 밥줄입니다. 벌써 23년이 훌쩍 지났네요. 아차산역 근처에 흔치 않던 항문전문의원을 열고 지금까지 항문 질환 환자만 진료한 지 말입니다.

저는 항문을 전문으로 치료하는 의사입니다. 사람들은 저를 보고 '똥꼬의사'라 부르지요. 다른 의사들처럼 멋있고 권위적으로 보이지는 않지만 그 덕에 어린아이들까지 재미있어하면서

'똥꼬 선생님'이라고 부릅니다. 그렇기에 저는 그 애칭이 정말 듣기 좋습니다.

지역 모임에서도 그 호칭은 늘 저를 따라다닙니다. "20여 년 간 오로지 한 구멍만 파고 있는 굿모닝함운외과 원장 임익강입 니다"라고 소개해도 "똥꼬의사 왔다~ 똥꼬박사 왔네!" 하며 순 식간에 즐거운 분위기로 바뀝니다. 그때부터 치부라 여겨 입에 올리기 꺼려하던 '똥꼬'라는 단어가 자연스럽게 언급되며 모두 가 쉽게 묻고 답하는 건강 상담으로 이어지지요. 그 자리가 식 사 자리든, 커피숍이든, 야외든 상관없습니다. 처음 병원 문을 열 때만 해도 저조차 환자 앞에서 똥꼬란 단어를 쉽게 꺼내지 못했는데, 지금은 남녀노소 할 것 없이 모두가 쉽게 이야기하 는 걸 보면 참 뿌듯합니다. 23여 년간 해온 노력이 빛을 발하는 구나 하는 기분이랄까요.

'항문을 이루는 창자의 끝부분'이라는 똥꼬의 순우리말은 '미 주알'입니다. tvN 프로그램 〈유 퀴즈 온 더 블럭〉에 출연했을 때이 단어를 맞추지 못해 100만 원의 상금을 놓쳤어요. 제 별명이 똥꼬의사임에도 말입니다. 이 프로그램뿐 아니라 〈집사부일체〉, 〈컬투쇼〉, 〈구라철〉 등 다수의 걸출한 프로그램에 출연했을 때도 방송에서 금기시되었던 똥꼬라는 단어가 방송 내내 자연스럽게 흘러나왔습니다. 그 덕에 항문에 관한 많은 정보를 재미있게 전달할 수 있었지요.

들어오세요.
해치지 않습니다

많은 사람이 똥꼬란 단어를 서슴지 않고 꺼낼 수 있게 되었지만, 병원을 찾는 건 아직도 어려워합니다. 방송을 보고 저를 찾아오려 용기 낸 환자들조차 여전히 병원 문턱을 넘지 못하고 망설이다 발걸음을 돌리는 경우도 있습니다.

사실 치부를 드러내는 것은 쉬운 일이 아닙니다. 아무리 그 상대가 의사라 하더라도 큰 용기를 내야 하죠. 부끄러움을 이기지 못해 병원 입구에서 서성이다 돌아가는 환자, 접수를 하고도 여전히 걱정스런 얼굴로 초조하게 자신의 순서를 기다리는 환자, 병원 앞 화장실까지 갔다가 더 이상 용기를 내지 못하고 그냥 돌아가는 환자들이 많습니다. 이들의 부끄러움을 덜어주고 싶다는 마음에 저희 병원에서는 굉장히 상세한 항목으로 구성된 문진표를 제공합니다. 자신의 불편한 부분을 자세하게 설명한 항목에 체크해 오면 진료 시 환자의 입으로 쑥스러운 이야기를 할 필요가 없거든요.

하지만 저의 이런 노력에도 불구하고 차마 입이 열리지 않아 궁금한 사항을 자세히 묻지 못하고 돌아서는 환자들이 많습니다. 환부에 따라, 증상에 따라 적용하는 치료 방법이 달라 글로 적어 전달하는 방법에 한계가 있는 것도 사실입니다.

매일 최대한 이해하기 쉽게 알려줄 방법이 없을까 고민하던 저는 후배의 도움으로 한 유튜브에 출연하게 되었습니다. 그곳에서 '우주 최초 똥 잘 닦는 방법', '똥 잘 싸는 자세' 등을 포함해 항문을 관리하는 요령을 아주 솔직하게 그리고 유쾌하게 소개했는데 뜻하지 않게 반응이 매우 좋았습니다. 지금껏 이토록 진심으로 항문에 관해 전문적이고 솔직하게 이야기한 사람이 없어서였을까요. 저의 방송이 온라인에서 확산되면서 다양한 유튜브 채널, 케이블 TV, 지상파 방송 프로그램까지 출연하게 되었습니다.

개원 초기, 부끄러움에 병원을 찾는 이들이 적어 힘들었지만 이를 이겨내고 한 분 한 분 정성껏 진료했던 과정과 결과가 유용한 정보로 전달되고 그 덕에 유명세를 얻게 되었다 생각합니다. 참 감사한 일이지요.

저는 지금도 제가 인턴 시절 들었던 의사이자 선교사님의 보석 같은 메시지를 가슴속에 품고 되새기고 있습니다.

"의사는 걸을 수만 있다면 어디서든 환자 곁으로 다가가야 한다."

"누워 들어온 환자를 걸어 나가게 만드는 이가 의사다."

"의사는 환자의 상처 뿐만 아니라 마음까지 치료해야 한다."

지난 23여 년간 한결같은 마음으로 이 메시지를 실천하고자 노력하고 있습니다.

그러니 항문 질환으로 괴로움을 겪는 환자라면 약간의 용기를 내어 병원 문턱을 넘어오시길 바랍니다. 증상이 나타났을 때 제때 병원만 찾아도 약물치료로 충분히 나을 수 있습니다. 망설이고 고민하다 악화되면 결국 수술해야 하는 지경에 이르게 됩니다. 그 전에 꼭 항문외과의 문을 두드려주세요. 걱정스러운 얼굴로 진료실 문을 열고 쭈볏대는 환자분들에게 제가 농담 삼아 하는 이야기가 있는데, 여기서도 전하고 싶습니다.

"들어오세요! 해치지 않습니다."

잘 먹고 잘 싸는 것이
건강의 기본입니다

23여 년간 수만 명의 항문 질환 환자를 만났습니다. 대부분 잘 싸지 못해 저를 찾아옵니다. 통증을 느끼고서야 잘 먹는 것만큼 잘 싸는 것도 중요하다는 사실을 깨닫는 것이지요. 사실 섭취한 것을 잘 내보내려면 항문을 건강하게 관리해야 하지만 그에 못지않게 장도 건강하게 돌봐야 합니다.

음식을 소화하고 흡수하는 장은 평생 건강을 좌우하는 마스터키입니다. 우리 몸에서 가장 중대한 역할을 수행하는 기관이지요. 그런 장이 독소와 노폐물로 가득 차면 어떻게 될까요? 엄청나게 다양한 질환들이 몰려들기 시작합니다. 변비, 설사, 만성 복통, 과민성대장증후군뿐 아니라 류머티즘, 아토피, 두드러기 심지어 암까지 발생할 수 있어요.

저는 이 책을 통해 이와 관련한 다양한 정보를 항문 질환으로 고생하는 환자들에게 알려 조금이나마 도움이 되고 싶습니다. 아직도 마음의 문턱을 넘지 못해 아침마다 변비로 괴로운 하루를 시작하는 분들을 위해, 숨기고 싶은 부위라 누구에게 무엇을 어떻게 물어야 할지 몰라 전전긍긍하는 분들이 필요할 때마다 늘 지침서처럼 꺼내 볼 수 있도록 책으로 만들고자 했습니다.

챕터1과 챕터2에서는 위를 시작으로 소장과 대장의 기능을 살펴보고, 많은 이들을 괴롭히는 변비의 원인과 쾌변하는 비법에 대해 자세히 설명했습니다. 챕터3에서는 잘 싸지 못할 때 생기는 질환들에 대해 꼼꼼히 담았지요. 챕터4, 5, 6에는 우리의 하루를 가볍게 만드는 식습관과 운동, 생활습관 등 더 건강한 일상생활을 위해 누구나 실천할 수 있는 여러 방법을 수록했습니다. 마지막으로 수많은 분이 궁금하지만 차마 물어보지 못한 질문들을 모아 Q&A로 정리했습니다. 더불어 책에서 소개한 대장·항문 분야의 전문의학지식은 《대장항문학》(제3판)(박재

갑 저, 일조각, 2005)를 참고했음을 밝힙니다.

끝으로 출판을 제안해 주신 다산북스 김민정 팀장님과 이한결 편집자님, 부족한 원고를 깔끔하게 정리해 주신 장문정 작가님, 그리고 처음부터 끝까지 후원해 주신 최연진 대표님께 감사드립니다.

다시 한 번 많은 이들에게 이 책이 가벼운 하루를 위한 좋은 건강 교과서가 되길, 그래서 더 이상 항문 질환으로 외로이 고통 받는 분들이 사라지기를 간절히 바라봅니다.

2023. 8

아차산 기슭에서

똥꼬의사 **임익강**

목차

Part 1   무거운 하루로 괴로운 당신을 위해

CHAPTER 1   당신의 하루는 가벼운가요?

CHAPTER 2 쾌변이 소원입니다

CHAPTER 3 당신의 하루가 무거운 이유

TIP 똥꼬의사가 알려주는 올바르게 항문 씻는 방법

CHAPTER 5 당신의 하루를 가볍게 만드는 운동

CHAPTER 6 당신의 하루를 가볍게 만드는 생활습관

Q&A 똥꼬의사가 알려주는 항문 관련 궁금증

01 변비약으로 변비를 고칠 수 있나요? I 02 겨울이 되면 변비와 치질이 심해지는 듯한데, 정말 계절의 영향이 있나요? I 03 케겔운동이 정말 항문을 건강하게 만드는 데 도움이 되나요? I 04 하루에 세 번 화장실에 가는데 괜찮은 건가요? I 05 변비라서 배변할 때마다 너무 많은 힘을 줘요. 변비가 더 심해질까요? I 06 식이섬유를 많이 먹으면 변비가 사라질까요? I 07 왜 여행만 가면 변비가 발생하는 걸까요? I 08 여성이 남성보다 변비에 더 잘 걸리는 이유는 무엇인가요? I 09 치질도 유전인가요?

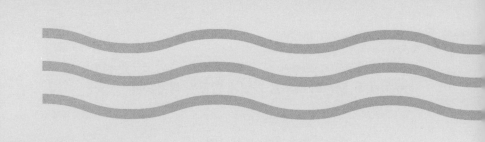

Part 1

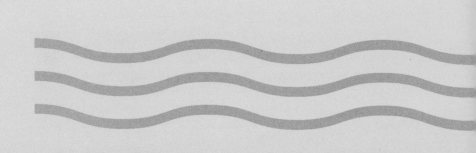

무거운 하루로 괴로운
당신을 위해

CHAPTER

1

당신의

하루는

가벼운가요

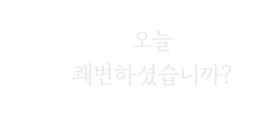

오늘
쾌변하셨습니까?

"오늘 아침에 화장실에서 죽을 뻔했어요."
"화장실에서 씨름하다가 지각한 게 한두 번이 아니에요."

아침마다 화장실에서 사투를 벌이는 사람이 의외로 많습니다. 밀어내기 한판에 져 찝찝하게 화장실을 떠나거나, 이마저도 시도해 보지 못한 채 무거운 몸으로 집 밖을 나서는 사람이 태반입니다. 여러분은 해당하지 않는다고요? 그렇다면 여러분은 몇 안 되는 행운아입니다. 매일 아침, 전날의 묵직한 기운을 덜어내고 가벼운 하루를 시작할 수 있으니까요.

이런 몇몇의 행운아를 제외한 나머지 사람들은 변비 증상을 달고 삽니다. 사실 남녀노소를 불문하고 한 번도 시달려 보지 않은 사람은 없다고 해도 과언이 아닐 정도로 변비는 너무나 흔한 질병이지요. 이처럼 수많은 사람을 괴롭히는 변비, 정확한 증상은 무엇일까요?

변비의 증상은 대략 다음과 같습니다. 호흡이 짧고 안절부절하면서 매사 서두르는 경향을 보입니다. 입술이 마르고 긴장한 모습이 나타나며 두통과 복통이 발생하기도 하고 스트레스로 신경질적인 모습을 보이기도 합니다. 특히 만성변비로 고생하는 경우 피부 트러블이 자주 발생하고 멜라닌 색소가 활성화되어 기미가 생기거나 안색이 칙칙해질 때도 있습니다.

이렇듯 이른바 잘 싸지 못하는 상황은 생각 외로 일상에 큰 불편함을 안깁니다. 하지만 많은 사람이 이를 대수롭지 않게 여기거나 약으로 대충 해결할 수 있다고 생각하는 것도 사실입니다.

그러나 원활하지 못한 배변 활동은 '그까짓 거'로 치부하며 하찮게 볼 일이 결코 아닙니다. 소화기관인 대장에 문제가 생겼다는 신호일지도 모르기 때문입니다. 음식물을 섭취하면 소화를 통해 몸에 필요한 영양소를 흡수하고 불필요한 음식 찌꺼기와 노폐물은 배출해야 하는 것이 섭리입니다. 그래야 건강을 유지할 수 있습니다.

문제는 여기서 그치지 않습니다. 체내 노폐물이 배설되지 않으면 변이 장에 오래 머물면서 가스가 늘어납니다. 이는 대장과 항문에 나쁜 영향을 끼칠 뿐 아니라 나아가 다양한 질환을 야기할 수 있으니 더욱 주의가 필요합니다.

더 가벼운 하루를 꿈꾸는 사람들

의외로 생각보다 많은 사람이 쾌변을 간절히 바랍니다. 시원한 배변으로 하루를 상쾌하게 시작하고 싶지만, 이 작은 소망을 이루기가 쉽지 않기 때문입니다. 변비는 현대인의 대표적인 고질병이기도 하니 우선 내가 지닌 묵직한 배의 정체가 무엇인지 아래 표를 통해 더 정확히 확인해 봅시다.

평소 하루에 한 번씩 배변을 하던 사람은 이틀만 화장실에 가지 못해도 변비에 걸렸다고 호들갑을 떨곤 합니다. 하지만 매일 변을 보지 못해도 일주일에 3회 이상, 기분 좋게 화장실을

혹시 나도 변비?

☐ 배변 횟수가 일주일에 2회 이하다.

☐ 하루 대변 무게가 35g 미만(종이컵의 약 1/5)이다.

☐ 배변 4회 중 1회 이상 매우 힘든 배변을 경험한다.

☐ 대변의 1/4 이상이 단단한 상태다.

☐ 배변 4회 중 1회 이상 잔변감이 남아 있다.

로마 판정 기준 변비의 지표

5개 항목 중 2개 이상의 증상이 3개월 이상 지속시 변비로 정의

간다면 정상의 범주이니 너무 걱정할 필요 없습니다.

실제로 변비는 대변이 장에 오래 머물며 단단해지고, 이로 인해 배변에 곤란을 겪는 상태를 말합니다. 대개 3일 이상 변을 보지 못하는 상태로, 배변을 했음에도 변이 여전히 남아 있는 듯한 잔변감이 특징입니다.

다만 화장실을 가는 주기가 3일 이상이라고 하더라도 배변하는 데 어려움이 없다면 변비에 해당하지 않습니다. 반대로 매일 화장실을 가지만 변이 너무 단단해 과도하게 힘을 줘야 하거나 배변을 할 때 고통을 느낀다면 변비에 해당합니다. 즉 변비는 횟수가 아닌 배변의 질을 고려해 판단해야 합니다.

당신이 화장실에 가지 못하는 이유

'당장 화장실에 가고 싶다'는 마음이 굴뚝같지만 마치 자물쇠를 걸어 잠근 듯 꿈쩍도 하지 않는 상태. 도대체 왜 화장실에 가는 일이 이토록 괴로울까요?

변비의 원인은 매우 다양합니다. 그중에서도 주로 식생활이나 생활습관과 밀접한 관련이 있지요. 식이섬유가 많은 채소와 수분 섭취 부족, 운동이나 활동량 부족, 스트레스, 무리한 다이어트, 변을 참는 습관 또는 긴 배변 시간, 불규칙한 배변 습관

등이 모두 변비를 일으키는 요인으로 꼽힙니다.

괄약근이 약할 때도 배변이 어렵습니다. 의자에 오래 앉아 있다 보면 항문 괄약근의 힘이 약해지기 쉬워요. 괄약근이 약해지면 장점막이 기존 위치에서 직장 쪽으로 밀려 내려와 실제 배변이 필요하지 않을 때에도 화장실에 가고 싶은 느낌이 발생하곤 합니다. 그러나 막상 변기에 앉더라도 실제 배변 활동이 이루어지지는 않지요.

실제로 저희 병원을 찾은 중장년층 90% 이상이 이 경우에 해당합니다. 괄약근의 힘이 약해진 어르신은 물론 무릎이나 허리가 아파서 거동이 불편하거나 항문 질환 수술을 받은 이력이 있는 사람, 오래 앉아 있어야 하는 수험생이나 직장인 등도 자주 이런 증상에 시달립니다.

갑상선기능저하증이 있어도 배변 활동이 어려워요. 갑상선 호르몬이 부족해지면 신진대사가 저하되어 장운동도 느려지기 때문입니다. 원활하지 않은 장운동 탓에 대변이 장에 머무는 시간이 길어지고 장 내에서 단단하게 굳어 변비가 발생합니다.

질병은 아니지만 배변 훈련이 잘못된 경우에도 어려움을 겪게 됩니다. 많은 이들이 배변할 때 힘을 주는데 사실 진짜 배변 활동이 필요한 때라면 별도의 노력이 없어도 대장과 항문이 알아서 문을 열어줍니다. 힘을 주지 않아도 쉽게 배출된다는 뜻이지요. 하지만 많은 이들이 억지로 변을 내보내기 위해 힘을 주고 이때 항문이 찢어지면서 악순환이 반복됩니다. 결국 이러한 잘못된 배변습관이 무거운 하루를 만드는 셈입니다.

잘 먹고 잘 싸는 것이
건강의 비결

건강한 사람이 하루에 배출하는 대변의 무게가 얼마나 되는지 생각해 본 적 있나요? 물론 체형이나 식사 습관, 생활 패턴에 따라 차이는 있지만 한 사람이 하루에 배출하는 배변의 양은 평균 35~225g 정도입니다. 생각보다 많은 양이지요?

그런데 만약 이렇게 배출되어야 할 노폐물이 변비로 제때 배출되지 못한 채 몸 곳곳을 돌아다닌다고 생각해 보세요. 음식 찌꺼기와 독소 등 몸속에 남아 있는 노폐물이 우리 몸의 어떤 부위에서 어떤 모습으로 문제를 발생시켜도 이상하지 않습니다.

게다가 대장에 오래 머물러 수분을 과도하게 빼앗기고 딱딱해진 변은 장벽을 자극해 대장게실염, 과민성대장증후군 등과 같은 대장항문 질환을 발생할 수 있습니다. 또 장에 노폐물이 축적되어 장점막을 손상할 수도 있어요. 이렇게 손상된 점막을 통해 노폐물이나 독소가 흡수된 뒤 혈관을 타고 온몸을 돌아다니다가 몸속 세포와 조직에 상처를 입힐 수도 있지요. 이들은 대장 가까이에 위치한 장, 신장, 폐는 물론이고 장과 상당히 멀리 떨어져 있는 뇌에도 악영향을 끼칩니다. 이로 인해 면역기능의 불균형이 나타날 뿐만 아니라 기미, 잡티, 여드름 등 피부 문제가 발생할 수도 있고 아주 심할 경우 암으로도 발전할 수 있습니다.

결국 잘 먹고 잘 배출하는 것이 건강의 비결입니다. 너무 흔한 증상이라 심각성을 제대로 인지하기 어려운 변비라는 질병은 오히려 만병의 근원이 될 수 있는 위험한 폭탄과도 같습니다. '언젠가 낫겠지' 하는 마음으로 장 건강을 소홀히 여겨서는 안 됩니다. 이는 곧 몸 안에 독을 쌓는 행위와 다름없음을 항상 유의해야 합니다.

가벼운 하루를 위한
몸속 여정

앞서 말한 것처럼 잘 먹는 것만큼 잘 배출하는 일은 우리 건강에 매우 중요한 활동입니다. 최근 매운 음식이 대한민국을 점령하고 있다고 할 만큼 크게 유행하고 있지요. 단지 맵기만한 음식뿐만 아니라 짜고 기름진 음식은 물론, 서양식 메뉴가 일상에 자리 잡으며 위 건강은 물론 항문 건강에까지 악영향을 끼치는 경우가 크게 늘었습니다. 맵고 짠 자극적인 음식을 먹으면 위와 장, 항문에 좋을 리 없습니다. 물론 우리 몸 전체 건강에도 악영향을 끼치는 것은 당연한 일입니다.

음식물의 소화 과정을 자세히 살피면 우리가 먹는 음식이 얼마나 건강에 중요한지 더 자세히 알 수 있어요. 우리가 입을 통해 섭취한 음식물은 식도를 거쳐 위와 소장, 대장 그리고 직장, 항문까지 길게 이어진 구불구불한 소화관을 통해 이동합니다. 입안에서는 강력한 턱 근육과 단단한 치아가 협공해 음식물을 잘게 부수고, 꿈틀거리며 거칠게 운동하는 위로 넘어갑니다. 춤추듯 위액과 뒤섞인 음식물은 그곳에서 작은 알갱이로 쪼개진 상태로 소장에 넘어가는데, 바로 이때부터 본격적인 소화 작업이 진행돼요. 돌기 모양의 융모로 둘러싸인 소장이 몸에 필요한 영양소를 흡수하고 나머지 독소나 음식 찌꺼기는 대장과 항문을 거쳐 배출되는 방식이지요. 매우 철저히 분업화된 과정이라 할 수 있습니다.

이처럼 우리가 섭취한 음식은 우리 몸 전체를 아우르며 이동합니다. 우리가 먹는 음식이 장과 항문 건강에 매우 중요한 이유이지요. 지금부터는 우리가 음식물을 섭취하는 순간부터 몸 밖으로 배출하기까지의 과정을 보다 자세히 살펴보려 합니다. 이 과정을 통해 우리 몸 전체 구조를 이해한다면 문제를 빠르게 알아차리고 대처할 수 있습니다.

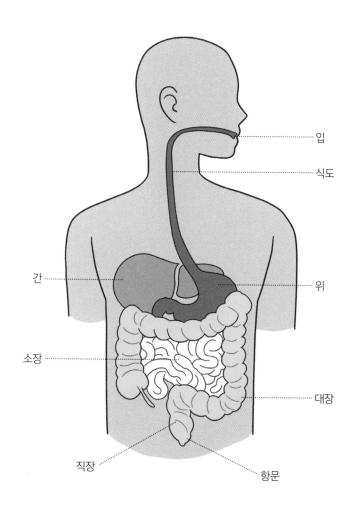

놀라울 정도로 활동적인,
위

위는 알파벳 J 모양의 통 큰 주머니와 비슷합니다. 기본적인 크기와 상관없이 연달아 넘어오는 음식물을 모두 받아내기 위해 계속해서 팽창할 수 있다는 점이 특징이지요. 그러다 멜론 크기만큼 커질 때도 있어요.

일단 음식물이 위에 도착하면 위벽이 매우 활기차게 움직이기 시작합니다. 이 움직임은 우리가 생각하는 '조물조물'의 수준이 아니에요. X축, Y축, Z축 세 방향으로 음식물이 마구 날아다니고 밀쳐졌다 튕겨져 나올 정도입니다. 마치 거센 파도가 들이쳤다 나가듯 수축과 이완을 반복하지요. 이와 같은 움직임을 통해 음식물은 위액과 더욱 골고루 뒤섞일 수 있어요. 이 운동은 약 4시간 정도 지속되며, 이때 우리가 섭취한 음식이 죽 형태의 작은 알갱이로 쪼개집니다.

이러한 소화 과정에서 위장 자체의 운동 외에 또 다른 성실한 일꾼이 등장합니다. 바로 위액을 구성하는 요소 중 하나인 펩신과 위산입니다. 펩신은 음식물 속 단백질을 분해하는 효소이며, 위산은 펩신이 제 역할을 잘 해낼 수 있도록 돕는 보조

자로 음식물과 함께 몸속에 들어온 세균을 죽여요. 이렇듯 위에서는 소화작용, 분해작용, 살균작용이 동시에 이루어집니다. 이 모든 과정을 거쳐 음식물이 더 이상 쪼개질 수 없을 정도로 작아지고 암죽이 되었을 때 위 아래쪽 끝에 위치한 작은 구멍(유문부)을 통해 소장(십이지장)으로 미끄러져 이동합니다.

쉬지 않고 일하는 똑똑한 일꾼, 소장

소장은 소화와 흡수 시스템을 갖춘 공장과도 같습니다. 위에서 매우 작은 크기로 잘개 쪼개진 음식물이 도착하면 소장은 자동화된 공장처럼 시스템에 따라 음식물을 소화한 후 필요한 영양소와 불필요한 독소를 철저하게 구분해 받아들이고 배출할 준비를 합니다. 명확한 기준에 따라 몸에 좋지 않은 요소는 절대 소장 벽으로 발도 들일 수 없도록 밀어내요. 마치 언제나 완벽을 추구하는 완벽주의자와도 같지요.

이러한 섬세한 작업은 모두 소장의 점막에서 이루어집니다. 구불구불하고 느슨하게 접혀 있는 겉모습과 달리 소장 안쪽 점

소장 점막 내 융모

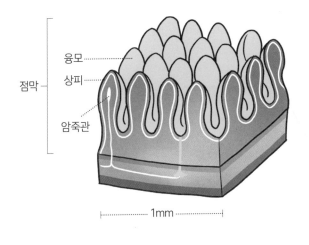

점막 {
융모
상피
암죽관

|⋯⋯⋯⋯⋯⋯⋯ 1mm ⋯⋯⋯⋯⋯⋯⋯|

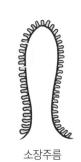

소장주름

막에는 수많은 주름이 있고, 그 표면에는 작은 융모가 빽빽이 돋아 있습니다. 이 주름을 모두 펴서 길게 늘이면 전체 길이가 6~7m에 이를 정도로 매우 길어요. 소장 점막의 주름과 융모를 모두 평평하게 폈을 때는 그 길이가 7km에 이를 정도로 어마어마하지요. 이 크기는 피부 면적의 200배에 달한다고 하니 그 거대함을 짐작할 수 있습니다. 그렇다면 소장은 도대체 왜 이렇게 거대한 몸집을 지니게 된 것일까요?

답은 간단합니다. 우리 몸속의 소화 및 흡수 책임자답게 가능한 한 넓은 소화 면적을 확보하고 더 효율적으로 흡수하기 위해서입니다.

소장의 점막은 위에서 전달된 죽 형태의 음식물이 입장한 순간부터 매우 날렵하게 운동하기 시작합니다. 우선 장벽이 음식물을 부드럽게 만드는 점액과 물, 단백질과 당, 지방 등을 소화하는 효소를 소량 배출합니다. 여기에 십이지장에서 분비되어 내려온 담즙과 이자액까지 더해지면 음식물은 비로소 포도당, 지방산, 아미노산 등으로 잘게 쪼개져요. 바로 이때 잘게 쪼개진 음식물이 장벽의 융모를 통해 소장 벽으로 흡수됩니다. 포도당, 단쇄지방, 아미노산은 모세혈관으로 흡수되고 중·장쇄지방, 콜레스테롤 등 고분자는 림프관으로 향합니다.

이 흡수 과정은 장의 연동운동을 통해 더욱 효과적으로 이루어집니다. 소장이 주물주물 움직이고 꽉 조이면 음식물이 이동하면서 장점막에 부딪히는데, 그 부딪히는 힘에 의해 영양분이 흡수되는 방식이지요. 이렇게 흡수된 영양분은 혈관으로 보내져 각 장기와 세포의 구성물, 기능 및 활동 에너지로 사용됩니다.

수분을 빨아들이는 느림보 청소기, 대장

소장의 임무가 영양분 흡수라면, 대장은 남은 수분을 흡수하고 배설하는 임무를 맡은 기관입니다. 앞서 자신이 맡은 일을 완벽하게 처리하기 위해 고군분투했던 소장과 달리 대장은 매우 느긋한 것이 특징이에요. 하지만 걱정할 필요는 없습니다. 12~18시간이라는 꽤 긴 시간 동안 느리지만 꿋꿋하게 제 할 일을 해내니까요.

대장은 가장 먼저 소장에서 흡수되고 남은 1.5L의 액체 내용물의 모든 수분을 싹 빨아들입니다. 이때 내용물의 크기는 10분의 1인 150cc로 줄어들고 단단하게 변합니다. 이 단단한 물질이 흔히 말하는 '똥'에 해당합니다.

이렇게 생성된 대변은 대장의 연동운동을 통해 대장 끝에 위치한 직장으로 이동해 잠시 대기하는데요. 직장에 쌓인 대변의 양이 200cc 정도가 되면 우리는 처음으로 변의감을 느낍니다. 그리고 이때 대장이 대변을 항문으로 밀어붙여 몸 밖으로 내보냅니다. 참고로 우리의 직장은 이완을 통해 내부 압력을 떨어뜨리고 수분을 흡수해 부피를 줄인 대변을 최대 400cc까지 저

장할 수 있습니다.

　이 모든 과정은 진주목걸이처럼 울퉁불퉁한 모양새인 대장의 네 부위에서 전체적으로 진행됩니다. 이 네 부위는 상행결장, 횡행결장, 하행결장, 구불결장으로 나누어 구분되며, 각각의 위치에서 모두 수분 흡수가 이루어집니다.

　우선 소장에서 액체성 내용물이 맹장(대장의 맨 앞부분으로 소장과 대장을 연결하는 부위)을 거쳐 상행결장에 도착하면 가장 먼저 수분과 전해질이 흡수돼요. 이후 횡행결장으로 내용물이 이동하면 오른쪽 왼쪽으로 왔다 갔다 하면서 딱딱해집니다. 음식물이 이렇게 이동하는 이유는 횡행결장의 중심 부위 혹은 우측의 3분의 1 지점에 연동운동에 관여하는 중추가 있기 때문입니다. 이 움직임을 통해 대장이 수축과 이완을 반복하고 조여들다가 최종적으로 음식물 찌꺼기는 좌측으로 이동하고, 남은 액체는 우측 아래 상행결장으로 내려갑니다. 우측으로 이동한 음식물 찌꺼기는 이곳에서 한 번 더 수분을 빼앗긴 뒤 연동운동을 통해 다시 위쪽의 횡행결장으로 올려보내집니다. 이 과정이 반복되며 결국 모든 수분을 빼앗겨 걸쭉해진 음식물 찌꺼기는 횡행결장을 완전히 통과한 뒤 마침내 하행결장으로 내려와 단단한 변이 되는 겁니다.

대장의 구조

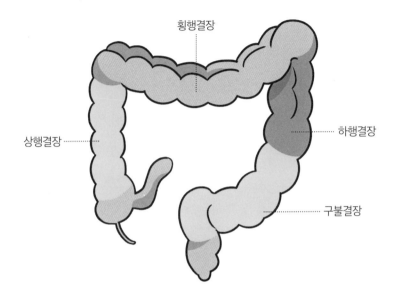

- **상행결장**: 길이는 20cm 정도로, 맹장에서 시작해 우측 상복부 간만곡부까지 이어진 대장.

- **횡행결장**: 간만곡부에서 비만곡부까지 이어진 가운데 위치한 대장. 크기는 약 40~50cm다.

- **하행결장**: 약 30cm 정도의 좌측 복부에 위치한 대장.

- **구불결장**: 하행결장에서 좌측 하복부로 내려오는 구부러진 대장. 길이는 15~50cm 정도로, 에스(S)상결장이라고도 하며 직장으로 이어진다.

음식물 찌꺼기가 장의 연동운동을 거쳐 완성된 대변의 형태로 구불결장까지 내려오는 데 걸리는 시간은 18~24시간 정도입니다. 정리하자면 우리가 먹은 음식이 대변의 상태가 되기까지 평균 하루가 걸리는 셈입니다.

앞서 설명을 통해 이미 파악했겠지만, 대장에서는 음식물을 분해하는 일도, 영양소를 흡수하는 일도 전혀 이루어지지 않습니다. 이 작업은 이미 소장에서 완벽히 마무리되었기 때문입니다.

대신 대장과 직장을 통과하는 동안 대변에 남아 있는 수분과 비타민K 같은 비타민이나 칼슘과 같은 미네랄이 체내에 흡수되지요. 또 바로 이곳이 고약한 냄새가 만들어지는 구간이기도 합니다. 소장에서 넘어온 단백질 소화물이 대장에 서식하는 세균에 의해 발효되되기 때문입니다. 바로 이곳에서 페놀·암모니아·크레졸·황화수소 등이 생성되며 악취가 만들어져요.

이 모든 과정을 거쳐 노폐물만 남은 음식물 찌꺼기는 마지막으로 직장과 항문을 통과합니다. 완벽한 대변의 형태를 갖춰 몸 밖으로 배출되는 것이지요. 이로써 길고 긴 몸속 여정이 마무리됩니다.

지금까지 살펴본 것처럼 우리 몸속 각 장기들은 소화 작용을 위해 연계된 거대한 공장처럼 각자의 위치에서 최선을 다해 움직입니다. 이 공장을 움직이게 하는 연료가 곧 우리가 먹는 음식이니, 건강한 음식의 섭취를 아무리 강조해도 지나치지 않은 이유입니다. 기억하세요. 잘 먹고, 잘 내보내는 일이 건강을 위한 첫걸음입니다.

우리가 맛있는 음식을 맛보며 식사 시간을 즐기는 순간에도, 모든 활동을 멈춘 채 평화롭게 잠을 자는 시간에도 우리의 소화 기관은 작업을 멈추지 않고 1년 365일 24시간 일을 합니다. 결코 쉬지 않는 성실한 일꾼과도 같지요. 그런데 끊임없이 밀고 들어오는 과중한 업무와 스트레스로 이 성실한 일꾼조차 파업을 선언한다면 어떻게 될까요?

과중한 업무에 시달리던 물류센터가 도저히 견디지 못하고 파업을 선언했다고 생각해 봅시다. 운송 업무를 멈춘 물류센터로 인해 물건을 내보내지 못한 공장에는 끊임없이 상품이 쌓이고, 반대로 물건을 받지 못한 소비자는 빨리 상품을 보내달라 닦달할 거예요. 우리 몸도 마찬가지입니다. 과도한 자극이나 폭식 등으로 과부하가 걸리면 우리의 장도 파업을 선언합니다. 장에서 소화를 멈추면 위에서는 소장으로 음식물을 내보내지 못하기 때문에 음식이 가득 쌓입니다. 반면 노폐물을 내보내야 하는 대장에는 음식 찌꺼기와 노폐물이 쌓여 처리되지 못한 채 꽉 막혀 있어요. 결국 배는 점점 더 더부룩해지고 심할 때는 토하고 싶은 충동도 생깁니다. 항문에서는 빨리 노폐물을 내보내라 요청하지만 소화 작용이 이루어지지 않아 내보낼 대변조차 없는 상황이니, 몸속에서도 물류 대란이 일어난 셈이라 할 수 있겠죠.

수많은 톱니바퀴 중 단 하나의 바퀴만 멈추어도 전체가 움직일 수 없듯, 장의 연동운동이 느려지면 소화도, 분해도, 흡수도 제대로 이루어지지 않고 배출 또한 이루어지지 않습니다. 직장, 괄약근, 항문 역시 줄줄이 업무 태만으로 이어져 결국 우리는 변비에 시달릴 수밖에 없어요. 앞서 지적한 대로 변비는 우리 건강에 이상이 있다는 신호이기도 하니, 우리는 언제나 장의 연동운동이 둔해지는 것을 경계하며 장에 활기를 불어넣어 끊임없이 활동하게 만들어야 합니다. 장운동의 핵심이라 할 수 있는 근육과 장간막이 약해지지 않도록 돌봐야 하는 이유입니다.

약해진 근육에서
모든 것이 시작되었다

　장운동이 둔해졌다는 것은 장의 연동운동이 약해졌다는 의미이기도 합니다. 그렇다면 장의 연동운동은 왜 약해지는 걸까요? 그 이유는 크게 두 가지입니다. 첫째, 장운동을 담당하는 근육이 튼튼하지 않은 경우, 둘째, 근육은 튼튼하지만 근육을 움직이게 만드는 힘 즉 에너지가 약한 경우입니다.

　연동운동은 근육과 밀접한 관련이 있어요. 장을 감싸고 있는 근육이 빠르게 수축과 이완을 반복해야 연동운동이 활발히 이루어질 수 있기 때문이지요. 장은 여러 층이 겹겹이 쌓여 있는 형태인데, 그중 가장 바깥쪽이 막과 평활근이라는 근육으로 이루어져 있습니다. 바깥쪽 평활근이 수축을 시작하면 장의 가장 위쪽에서부터 가장 아래쪽까지 리듬감 있게 움직여요. 그 과정에서 음식물과 소화액이 골고루 섞일 수 있습니다. 또한 장벽으로 흡수되고 남은 장 내 찌꺼기와 세균 등을 직장으로 밀어내는 역할도 합니다.

사흘간 굶다 소고기를 먹었다고 상상해 보세요. 과연 잘 소화시킬 수 있을까요? 배 속이 텅텅 비어 있다 드디어 음식물이 들어가니 모든 장기가 두 팔 벌려 환영하며 그동안 하지 못했던 소화 활동에 돌입할 것이라 예상할 수도 있습니다. 하지만 안타깝게도 아무리 다양한 소화효소와 소화액(위산, 담즙)이 분비된다 할지라도 소화는 이루어지지 않습니다. 그동안 장으로 들어온 음식이 없어 근육 수축이 일어나지 않기 때문이에요. 운동을 하지 않으면 팔이나 허벅지 근육에 아무 힘도 들어가지 않듯, 평활근 역시 힘을 잃습니다.

충분한 에너지로
장의 움직임을 확보하라

앞서 설명했듯 에너지로 활용할 연료가 없으면 우리 몸 속 장기들도 움직일 힘을 얻기 어렵습니다. 자동차에 연료가 들어가 완전히 연소되고 그때 발생하는 에너지로 자동차 바퀴를 움직일 수 있듯 우리 몸 속 세포도 평활근의 장운동을 위해서 ATP^{Adenosine Tri-Phosphate}(세포 안에서 배터리처럼 사용되는 에너지 최소 단위)라는 화학 에너지가 필요하기 때문입니다. 이 화학 에너지는 몸에 들어온 탄수화물을 세포가 흡수해 산소로 태웠을 때 발생하며, 이 ATP 에너지가 가득 충전되어 있을 때 장이 활발하게 움직일 수 있습니다. 이 에너지가 방전되면 근육은 힘을 잃습니다.

근육이 약해지지 않도록 만들고 근육을 움직이게 만드는 에너지가 방전되지 않게 하려면 음식물을 제때, 적당량 섭취해야 합니다. 특히 ATP 에너지의 먹이가 되는 탄수화물 섭취가 필수적이에요.

우리가 흔하게 마주하는 딜레마를 떠올려 봅시다. 1인당 20만 원짜리 저녁 뷔페 약속이 있을 때 더 많이 먹기 위한 방법은 무엇일까요? 점심을 굶어야 할까요? 흔히들 음식물이 들어갈 공간을 더 많이 확보하기 위해서 점심을 굶는 편이 더 유리하다고 생각합니다. 하지만 이 답은 틀렸습니다. 장운동이 활발히 이루어질 때 더 많이 먹을 수 있고 더 잘 소화할 수 있습니다. 장운동을 담당하는 근육이 부지런히 움직이려면 ATP 에너지가 충분히 생성되어야 합니다.

제가 추천하는 방식은 이렇습니다. 저녁 먹기 2시간 전 사탕

2개와 이온 음료를 한 컵 마십니다. 탄수화물과 당분은 포함하되 위 속은 비워 두어야 더 많이 먹을 수 있습니다. 그러니 에너지는 얻을 수 있지만 포만감이 없는 음식을 섭취하세요. 그러면 위 공간은 넉넉하고 장 운동 역시 활발해 더 많이, 그리고 오랫동안 즐거운 식사를 즐길 수 있습니다.

근육이 약해지고 근육을 움직이게 만드는 에너지가 방전되면 장운동은 느려질 수밖에 없습니다. 그러면 자연스레 음식물의 이동 속도도 느려지면서 대변이 직장 점막에서 빼앗기는 수분의 양이 늘어나 더욱 단단해집니다. 결국 변비가 발생하게 될 수밖에 없어요.

장간막을
튼튼하게 사수하라

사실 앞서 소개한 위나 소장, 대장은 모르는 사람이 없는 잘 알려진 신체 기관이지요. 그러나 인체의 신비는 정말로 끝이 없습니다. 우리가 잘 알지 못하는 기관이 몸속 어딘가에 숨어 각자 제 역할을 해내고 있으니 말이에요. 그중 하나가 바로 장간막입니다.

장간막은 후복벽에 장을 붙이는 기관, 쉽게 말해 척추뼈와 장을 연결하는 얇은 막을 말합니다. 이 장간막은 장운동에 지대한 영향을 미칩니다. 단도직입적으로 말하면, 장간막이 튼튼해야 장운동이 활발히 이루어지고, 반대로 장간막이 약하면 장운동도 약해져 변비가 발생합니다.

흔히들 척추뼈가 사람의 등짝에 붙어 있다고 생각하는데, 이는 잘못된 상식입니다. 척추뼈는 가슴 피부와 등 피부 한가운데에 위치해요. 그 앞쪽에 장이 있고요. 이 장이 척추뼈에 달라붙도록 잡아주는 것이 장간막이지요. 장간막이 장운동에 영향을 미치는 이유는 장으로 향하는 혈관과 림프관, 신경이 모두 장간막을 통과하기 때문입니다.

음식을 너무 많이 먹어 장이 가득 차 있는 상태라 가정해 봅시다. 너무 많은 음식물 탓에 장이 무거워지며 축축 늘어져요. 그러면 장과 연결된 장간막의 혈관 또한 길게 늘어나며 좁아집니다. 이후 벌어질 일은 쉽게 상상이 가지요? 혈관이 좁아지면 혈액순환이 잘 이루어지지 않고, 자연스레 소화 기능도 떨어집니다. 다시 말해 장의 연동운동이 약해진다는 의미입니다.

우리 모두에게는 장을 잘 붙잡을 수 있는 튼튼한 장간막이 필요합니다. 그래야 장간막 안에 있는 혈관의 늘어짐을 피할 수 있고, 이를 통해 혈액순환이 원활해질 수 있으며, 그래야 소화가 잘 되고 장운동이 활발해집니다.

장간막을 튼튼하게 만들려면 어떻게 해야 할까요? 조깅을 하면 됩니다. 이틀에 한 번, 한 번 뛸 때 20분 이상 천천히 뛰면 장간막이 출렁이는 장을 버티며 힘이 생깁니다. 이 외에도 1시간 정도 걷거나 줄넘기를 하는 것도 도움이 됩니다. 단, 무릎이 아픈 경우 줄넘기는 삼가는 것이 좋습니다.

많은 이들의 최종 목표는 건강한 삶입니다. 이를 위한 가장 기본적인 요건은 앞서 말한 대로 건강한 음식을 바르게 섭취하고 건강하게 소화한 다음 노폐물을 제때 잘 내보내는 것이지요. 즉 완전 소화와 쾌변을 이루는 것이 건강의 기본인 셈입니다. 다만 이를 위해서는 소화기관인 위나 소장, 대장의 건강뿐만 아니라 항문 괄약근의 건강까지 모두 신경 써야 해요. 위와 괄약근의 원활한 공조가 이루어질 때 완전 소화는 물론 쾌변을 실현할 수 있기 때문입니다.

회사에서 신제품을 만든다고 가정해 봅시다. 아무리 뛰어난

팀원이 있다 한들, 그 사람 한 명만으로는 프로젝트를 성공적으로 끝내지 못합니다. 새로운 제품을 기획하는 사람, 그 기획을 제품 상태로 실현하는 사람, 완성된 제품의 성능을 체크하는 사람, 또 제품의 출시를 알리고 홍보하는 사람까지 각자의 역할을 다할 때 성공에 이를 수 있어요.

쾌변도 마찬가지입니다. 항문 혼자만의 힘으로는 어렵습니다. 위에서 음식물을 잘게 쪼개 보내고, 충실한 일꾼인 소장과 대장이 반갑게 맞이해 소화하고 흡수한 뒤, 마지막으로 변을 검사하고 내보내는 괄약근의 역할이 필수적이에요. 결국 모든 기관이 '잘 먹고 잘 싸기'라는 목표를 향해 각각의 업무를 충실히 해낼 때 우리는 건강해질 수 있습니다.

당신의 하루는 '내보내기'에 달렸다

흔히 쾌변이라 함은 찜찜함 없이 시원하게 비워내는 것을 말합니다. 흔히들 잘 내보내지 못하는 것을 변비라고 생각하는데 사실은 그렇지 않아요. 내 의지와는 상관없이 갑작스럽게 찾아오는, 이른바 급똥이나 설사 역시 건강하게 내보내지 못하는 경우에 속해요.

일례로 언젠가 마라톤 대회에 참가한 선수가 변의감을 참지 못하고 경기 중 달리며 배변을 처리해 화제가 된 적이 있습니다. 마라톤의 중간 지점을 지나며 화장실에 가야 하는 순간이 찾아왔지만 기록을 포기할 수 없어 10km가 넘는 거리를 말 그대로 그냥 싸며 달린 것이지요. 결국 3시간 7분이라는 기록 경신에 성공했지만 전 세계에 '위대한 똥싸개'라는 별명을 남기고 말았습니다.

사실 이러한 참을 수 없는 배변 욕구는 많은 이들이 경험하곤 합니다. 고속도로를 달리는 버스 안에서, 사람들이 빈틈없이 차 있는 지하철 안, 직장에서 중요한 발표를 바로 코앞에 둔 상황 등 예상할 수도 없고 통제할 수도 없는 배변 욕구는 시도 때도 없이 찾아옵니다. 이런 상황이 우리 삶의 질을 하락시키는 것은 당연합니다. 제가 방송에 출연해 처음 '급똥 참는 법'을 소개한 뒤 수많은 사람들의 공감을 얻은 이유도 이 때문일 겁니다.

변비 또한 마찬가지입니다. 화장실에 갔을 때 괴로운 것은 물론이고 하루 종일 아랫배가 묵직한 느낌에 시달립니다. 심할 때는 소화불량이 나타날 때도 있지요. 설사를 하면 영양소가 너무 많이 빠져나가 영양 밸런스가 무너져 무기력해지며 면역력도 떨어집니다. 설사가 오래 지속될 경우에는 영양 결핍이나 탈수 증상까지 나타날 수 있으니 단순히 삶의 질이 떨어지는 데서 그치지 않고 질병까지 얻게 될 수 있어요. 그러니 잘 먹고 잘 배출하는 것은 아무리 강조해도 지나치지 않습니다.

그중에서도 무엇보다 중요한 것은 무엇을 먹고 어떻게 배설하냐는 문제입니다. 그렇다면 잘 싸는 것이란 무엇일까요? 정상적인 배변 횟수는 하루 3회에서 3일에 한 번 배변을 한다면 성공적이에요. 1회 배변량은 어른을 기준으로 200cc 정도이며, 단단하지 않고 둥근 모양을 만들 정도의 수분을 함유한 이른바 바나나 똥이 건강합니다. 소화 시간은 개인마다 차이가 있지만 보통 음식이 대변으로 나오는 데 걸리는 24~72시간 정도이니, 식사 후 1일에서 3일이 지나면 소화된 음식 찌꺼기가 배출된다 생각하면 됩니다.

채우면 열린다

많은 사람이 변비가 생기면 편안하지 못한 속 때문에 음식을 섭취하지 않는 것을 선택합니다. 하지만 변비가 발생했다면 오히려 더 많이 먹어서 위를 채워야만 해결할 수 있습니다. 먹지 않으면 변비는 더 심해집니다. 만약 직장으로 단단한 변이 내려온다면 배변이 더욱 힘들어집니다. 직장의 면적이 넓은 데 비해 항문의 직경은 그보다 좁기 때문입니다. 따라서 상대적으로 크기가 작은 항문을 통해 원활하게 배변하기 위해서는 대변의 상태가 부드러워야 합니다.

그런데 변비가 있다면? 위를 채워야 합니다. 그래야 항문이 열립니다. 위를 채우는 것이 몸 끝에 위치한 항문과 도대체 무슨 연관이 있는지 이해가 가지 않으시다고요? 지금부터 그 원리를 소개할 테니 집중해 주세요.

위에 음식이 가득 차면 항문은 배변을 시도합니다. 우리 몸의 대사 과정이 그렇게 설계되어 있어요. 입에서 음식물을 씹으면 우리의 위와 소장, 대장뿐 아니라 항문까지 긴장하기 시작합니다. 그들에게는 입안에서 음식물이 잘게 부서지는 분쇄 과정이 곧 음식물을 내려보내겠다는 신호와 마찬가지이기 때문입니다. 입에서 작은 알갱이로 분해된 음식물이 밀려 내려와 위가 팽창하면 소장, 대장에 연결된 괄약근이 열리고 항문에 위치한 괄약근도 열립니다.

입에서 내려온 음식물을 소화하기 위해 위가 활기차게 움직이기 시작하면 소화관 전체가 움직입니다. 대장 역시 새로운 음식물 찌꺼기를 받아내기 위해 기존에 남아 있던 내용물을 몸 밖으로 밀어내는 작업을 시작하지요. 대장의 횡행결장과 구불결장에는 어제 섭취해 소화되고 남은 음식물 찌꺼기가 자리 잡고 있는데, 그 양은 100cc 정도로 아직 밖으로 나가기엔 한참 모자랍니다. 결국 이때 우리는 어떠한 배변 욕구도 느낄 수 없어요.

만약 이 상태에서 음식물을 더 먹지 않는다면 어떻게 될까요? 배출할 만큼 충분한 양의 대변이 모이지 않았으니 자연스레 대변이 대장에 머무르는 시간이 늘어나고, 직장 점막에 빼앗기는 수분의 양도 그만큼 늘어나게 됩니다. 결국 원래 100cc였던 대변은 70cc로 줄어들며 더욱 단단해지지요. 변비가 발생하려는 신호입니다.

하지만 꾸준히 충분한 양의 음식물을 섭취하고 있다면 문제될 것이 없습니다. 섭취한 음식물이 소화 과정을 거쳐 기존의 대변과 만나 아직 수분을 빼앗기지 않은 부드럽고 건강한, 배변하기에 충분한 200cc의 변을 만들어내기 때문입니다. 바로 그때 우리는 곧바로 화장실에 갈 수 있습니다.

위가 팽창하면 장운동이 활발해지기 때문에 화장실에 가기 더욱 수월해집니다. 채워야 비워낼 수 있습니다. 바로 그때가 쾌변할 수 있는 최적의 타이밍입니다. 이는 주로 아침 식사 직후에 이루어집니다. 즉 아침 식사를 꾸준히 챙겨 먹는 것도 변비 해결에 도움이 될 수 있으니 참고하세요.

참으면 병이 된다

사실 쾌변을 위해 가장 흔하게 떠올리는 몸속 장기는 괄약근입니다. 그중에서도 이른바 케겔운동을 통해 근육의 움직임을 느낄 수 있는 바깥 쪽 외괄약근만을 떠올려요. 하지만 조금 더 안쪽으로 들어가면 내괄약근이라는, 배변 활동에 더 큰 영향을 끼치는 또 다른 근육이 자리해 있습니다. 항문 괄약근은 평상시 항문을 조이는 역할을 하는데 이 활동에서 두 괄약근이 차지하는 비율이 내괄약근 80%, 외괄약근 20% 정도예요. 그러니 우리가 잘 알지 못했던 내괄약근이 얼마나 중요한 근육인지 알수 있지요.

내괄약근은 장벽에서 연동운동을 담당하는 근육이 변형되

어 생긴 근육입니다. 자율신경의 지배를 받기 때문에 내 마음 대로 움직일 수 없는, 이른바 불수의근에 속해요. 일상생활에서 아무 때나 똥과 방귀가 새지 않는 것은 이러한 내괄약근의 힘 덕분이라 할 수 있어요.

반면 골반에 위치한 골격근이 변형되어 생긴 외괄약근은 나의 의지로 움직일 수 있는 수의근입니다. 이 근육은 직장으로 내려온 대변을 다시 위로 올려보내거나 똥을 참게 하는 역할을 합니다. 갑작스레 배변 욕구가 찾아왔을 때 우리가 화장실에 갈 때까지 항문을 꽉 닫아 사고를 방지하는 고마운 존재가 바로 이 외괄약근입니다. 다만 문제는 배변을 참을 수 있는 시간이 최대 3분 정도밖에 되지 않는다는 점이에요. 그러니 만약 급똥 신호가 왔다면 3분 이내에 화장실을 찾아야 합니다.

내괄약근과 외괄약근은 쉽게 말해 골문을 철저하게 막는 수문장과도 같습니다. 둘은 언제나 긴밀히 협력하며 항문으로 통하는 출구를 완전히 통제해요. 일단 대변이 직장에 내려오면 항문 상부에 위치한 내괄약근이 일시적으로 문을 열어 직장 바로 아래에 위치한 '똥 마려 신경'을 자극합니다. 그러면 이 신경 바로 아래에 위치한 신경 중 검색 기능을 하는 색출 신경이 내용물의 상태를 꼼꼼히 분석해요. 일단 접촉이 발생하면 무조건

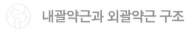

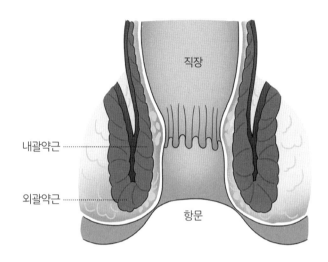

변의감을 느낍니다. 그리고 그 정체가 고체라면 내용물을 직장으로 서서히 올려보내고, 액체면 외괄약근이 강하게 수축해 빠르게 올려보내요. 접촉이 없다면 그 정체는 방귀인 거죠. 이때는 내괄약근이 외괄약근에 사인을 보내고 외괄약근이 항문을 살짝 열어 가스를 내보냅니다.

그런데 문제는 배변을 참아야 할 때입니다. 당장 변의감을 느껴 화장실에 가야 하지만 갈 수 없는 상황에서 외괄약근은 항문을 세게 닫기로 마음 먹어요. 그러면 변은 직장으로 다시 올라가 버립니다. 그러면 직장 점막은 이완돼 직장 내 압력이 내려가고, 직장으로 이동한 대변은 수분을 빼앗겨 크기가 작아지며 더욱 딱딱해집니다. 그렇게 두 괄약근이 서로 다른 의견으로 충돌할 때가 빈번해지면 자연스레 변비가 발생합니다.

두 괄약근이 공조할 때 우리는 쾌변할 수 있습니다. 내괄약근의 의지와 달리 배변을 참아 외괄약근을 닫는 습관은 두 괄약근 사이의 연결고리를 약하게 만드는 것과 같습니다. 둘의 협력이 끈끈하게 이루어질 때 쾌변에 이를 수 있습니다. 참으면 참을수록 더 강력한 변비를 맞이하게 된다는 사실을 잊지 마세요. '참으면 복이 온다'가 아니라 '참으면 병이 옵니다.'

쾌변이

소원입니다

우리나라 국민 중 치질을 경험하는 사람의 수는 얼마나 될까요? 한 연구에 따르면 치질을 경험하는 우리나라 국민의 비중은 전체 인구의 75%라고 합니다. 변비의 비율은 더욱 어마어마합니다. 전 세계 인구의 5~20%가 변비를 호소할 정도라고 하니 그 수가 상상이 가시나요? 건강보험심사평가원에 따르면 우리나라 변비 환자 수는 2011년 57만 9,000명, 2015년에 61만 6,000명, 2020년에 63만 6,000명으로 최근 10년간 꾸준히 증가했습니다.

연령대별 분포로 보면 9세 이하 어린이와 70대 이상의 노인

대한민국 변비 환자 수 추이

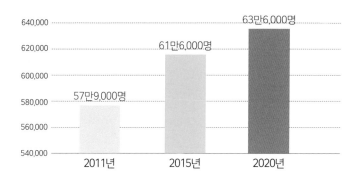

출처: 건강보험심사평가원(2021)

이 절반을 넘게 차지합니다. 그중 70대가 가장 많고, 9세 이하 어린이, 50대, 60대 순이지요. 또 남성에 비해 여성 변비 환자가 3.5배 더 많습니다. 정말 남녀노소 할 것 없이 변비를 앓고 있습니다.

변비나 치질은 더 이상 숨기고 감춰야 하는 질병이 아닙니다. 그럼에도 여전히 입 밖으로 꺼내기가 쉽지 않은 것도 사실이지요. 하물며 병원 문턱을 넘는 것은 더욱 어렵습니다. 그저 참기만 하다 결국 호미로 막을 것을 가래로 막는 격으로 병을 키우는 경우도 부지기수입니다. 그렇다면 대체 왜 우리는 항문외과에 가는 것을 꺼리는 걸까요?

부끄러움은
당신의 건강을 막는다

항문외과 방문을 기피하는 가장 큰 이유는 부끄러움 때문일 것입니다. 아무리 그 대상이 의사라 할지라도 자신의 치부를 드러내 보이는 데엔 큰 용기가 필요하지요. 실제로 저희 병원 앞에도 한참을 서성이다 돌아가는 분이 무척 많습니다. 저희 병원 문 앞에는 의자가 하나 놓여 있는데, 그 의자에 앉아 머뭇거리다가 화장실만 들렀다 돌아가는 환자가 꽤 많아요. 병원에 들어갈까 말까 극도의 긴장 상태에서 고민하는 사이 지금까지 전혀 기미도 안 보이던 배변 욕구가 생겨 화장실 가기에 성공하는 경우이지요. 혹은 자신의 항문 상태를 마지막으로 확인하려 화장실에 들어갔다가 '이 정도면 괜찮은 거 같기도 하고… 조금 두고 보면 점점 괜찮아지지 않을까?'라며 스스로를 설득하고 돌아가는 경우도 있어요. 그뿐만이 아닙니다. 손가락 하나로 누르기만 하면 열리는 자동문을 차마 열지 못해 그저 서성이다 돌아가는 사람까지 그 모습은 참으로 다양합니다. 하지만 이러한 부끄러움과 방관이 병을 키운다는 사실을 반드시 깨달아야 합니다.

한 번의 용기면 충분합니다. 아니, 사실 용기를 낼 필요도 없습니다. 요즘에는 항문외과에서 환자의 입으로 직접 증상을 설명하는 일이 매우 드물기 때문이에요. 진료를 받기 전 문진표에 환자의 증상을 설명하는 매우 상세한 표현이 기입되어 있어서, 환자는 그 항목을 읽으며 나에게 해당하는 내용에 체크만 하면 됩니다. '변을 보기 힘들다', '항문이 찢어져 피가 난다', '항문이 간지럽다' 등 매우 세세한 증상을 구분해서 설명하고 있습니다. 덕분에 굳이 접수할 때나 진료를 볼 때 일일이 설명할 필요가 없지요. 의사 역시 이 문진표를 바탕으로 치료하기 때문에 진료하는 데 전혀 문제가 없습니다.

진찰도 마찬가지예요. 낯선 곳에서 하의를 모두 벗어야 하는 상황이 민망한 것은 당연해요. 하지만 약간의 민망함은 잠시뿐, 진료를 보기 위한 국소 부위를 제외한 나머지 부위에는 전부 진찰포를 덮어두기 때문에 노출의 부담이 없습니다. 그러니 괜한 민망함과 부끄러움 때문에 병원 방문을 꺼리다 치료 시기를 놓치지 않기를 바랍니다.

의사 놀이는 그만

제때 병원에 방문하지 않는 것만큼이나 대장·항문 건강에
치명적인 것이 바로 인터넷입니다. 병원을 방문하지 않는 것과
인터넷은 서로 상당한 연관이 있기도 해요.

인터넷이 보급되고 스마트폰이 등장하면서 우리는 손가락
하나로 세상의 수많은 정보를 손쉽게 얻을 수 있어요. 그런데
바로 거기서 문제가 발생합니다. 친절한 만물박사가 고약한 악
당으로 변신하는 순간이지요. 대개 항문에 문제가 발생하면 병
원의 문턱을 넘지 못한 이들이 차선책으로 인터넷 폭풍 검색을
시작하거든요.

이들은 가장 먼저 자신의 증상을 검색하기 시작합니다. 그러
고 나서 '항문에서 무언가가 튀어나온 느낌인데 치질인가? 검
색 결과를 보니 나는 2기 정도에 해당하는 것 같군', '피가 나는
것을 보니 항문이 찢어진 듯한데 아무리 봐도 변비 때문인 것
같아' 하며 스스로 진단을 내리기 시작합니다. 하지만 이는 매

우 위험한 행동입니다. 여러분은 절대로 의사가 아닙니다. 스스로 자신의 병을 판단하는 것은 절대로 해서는 안 되는 행동입니다.

항문에 증상이 나타나면 무조건 병원을 찾아야 합니다. 처음부터 대학병원에 찾아갈 필요는 없고, 우선 가까운 항문외과를 방문하세요. 그곳에서 자신의 상태를 점검하는 겁니다. 더 이상 병원을 방문할 필요 없이 집에서 관리해도 되는 상황인지, 병원의 통원 치료로 해결이 가능한지, 혹은 상급 종합병원(대학병원)에서 진료를 받아야 하는 상황인지 전문의의 소견을 반드시 듣고 따라야 합니다. 나를 아프게 하는 이유 중 하나가 바로 자신의 잘못된 판단이라는 것을 꼭 기억합시다.

아는 약이 무섭다!
약의 배신

종종 약국을 방문해 이렇게 말하는 환자들이 있어요.
"○○○ 피부 연고 하나 주세요."
이처럼 정확한 약의 이름을 말하며 제품을 요청합니다. 자신의 증상을 먼저 설명하고 이 증상에 맞는 약을 추천해 달라는 요청에는 약사가 함께 고민하며 약을 선별할 수 있지만, 이처럼 원하는 연고를 정확히 고시하고 요청하는 경우에 약사가 할 수 있는 일이란 그저 요청한 약을 내어주는 일 뿐입니다.

그런데 의사의 처방이나 약사의 조제 없이 임의로 일반 피부 연고를 사서 바르면 어떻게 될까요? 다행히 올바른 약을 선택해 증상이 완화되는 경우도 있지만 대개 병을 키우는 경우가 허다합니다. 특히 항문 주위 피부가 가려울 때 스테로이드 연고를 구입해 바르는 경우가 흔한데, 이는 매우 위험할 수 있어요. 스테로이드는 피부염이 매우 심할 때 처방되는 약으로, 스테로이드가 함유된 연고는 일시적인 증상 완화에 효과를 본다 해도 장기간 사용하면 피부가 약해지고 과민해져 오히려 병이 더 악화될 수 있습니다. 심한 경우에는 난치 상황으로 변할 수도 있으니 반드시 주의하세요.

아무리 우리에게 익숙하고 친숙한 약이라고 하더라도 전문가의 처방 없이는 오히려 통증과 병을 키우게 될 수도 있습니다. 그러니 의사가 아니라면 그 누구도 자신의 증상을 간과해 아무 약이나 사용하지 않아야 합니다.

하나뿐인 소중한 몸입니다. 몸에 좋다는 영양제를 수십 알씩 챙겨 먹어도 자신할 수 없는 것이 우리의 건강입니다. 아무 약이나 쓰는 일은 반드시 지양합시다. 약을 쓸 때는 반드시 병원을 찾아 전문의의 진찰과 처방을 통해 자신의 증상과 상태에 맞게 사용해야 합니다.

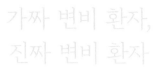

가짜 변비 환자,
진짜 변비 환자

70대 여성 환자가 인상을 잔뜩 쓴 채 진료실로 들어왔습니다.

"배가 아파 죽겠는데 도저히 화장실에 못 가겠어요. 변비가 아주 심해요. 뭐가 막힌 건지, 계속 똥이 마려운데 제대로 눌 수가 없으니 일상생활이 너무나 불편해요."

그 환자는 자신이 변비라고 확신했지만 증상을 들은 저는 치질일 수도 있겠다고 판단했습니다. 더 자세한 검진을 위해 내시경 검사를 진행하자 역시 예상했던 대로 항문에서 엄청난 치질 덩어리를 발견할 수 있었습니다. 지체할 것 없이 곧바로 치질 수술을 진행했고 며칠 후, 환자는 저에게 감사 인사를 전했습니다.

"원장님, 치료 정말 감사합니다. 이제 화장실에 가고 싶을 때마다 속 시원히 갈 수 있으니 얼마나 기분이 좋은지 몰라요. 변비가 치료되니 날아갈 것 같네요!"

수술을 진행하기 전 환자의 증상과 병명을 설명했음에도 환자는 마지막까지 치질이 아닌 변비를 해결해 주어 고맙다고 인사를 전했습니다.

어찌 보면 당연합니다. 치료 전까지는 그렇게나 어렵던 화장실 가는 일이 수술 후에는 어려움 없이 해결됐으니까요. 실제로 앞의 환자처럼 스스로 변비라 판단하고 병원을 찾았지만 사실은 다른 원인이 있는, 가짜 변비 환자인 경우가 매우 많습니다.

정확한 치료를 위해서는 가장 먼저 내가 진짜 변비 환자인지 가짜 변비 환자인지 구별해야 합니다. 그런데 사실 가짜 변비와 진짜 변비는 그 증상이 매우 비슷하기 때문에 구분이 무척 어렵습니다. 지금부터는 우리의 일상생활을 괴롭히는 진짜 변비를 구분하는 방법과 이를 극복하기 위한 여러 방법에 대해 알아보겠습니다.

진짜 변의감과
가짜 변의감을 구별하라

화장실에 가서 변을 본다는 것은 대변의 창고인 직장을 비운다는 의미입니다. 그런데 흔히들 화장실에 가고 싶다는 느낌, 즉 변의감을 없애는 일이 똥을 싸는 이유라고 잘못 인식하곤 해요. 이 때문에 오랜 시간 변기에 앉아 힘을 쓰며 변의감을 없애려 노력하지요. 하지만 이런 상황은 존재하지도 않는 똥을 싸려다 치핵을 만들어내거나 기존 항문에 발생한 문제를 더욱 악화시키는 결과를 낳을 뿐이에요.

변비는 직장에 변이 있음에도 배변을 하지 못하는 진짜 변비와, 직장에 변이 없는데 변의감만 느끼는 가짜 변비로 구분됩니다. 해부학적으로 직장과 항문 경계 부위에는 치상선(똥 마려 신경)이 존재하는데, 그 부분이 자극되면 우리는 똥이 마렵다는 변의감을 느껴요. 구불경장에서 직장으로 대변이 넘어오고 그 압력에 의해 똥 마려 신경이 자극 받으면 우리는 바로 그때 화장실에 가고 싶다는 생각을 합니다. 이런 경우 화장실에 가서 변기에 앉자마자 15초 이내에 볼일을 볼 수 있어요.

고무지우개를 손안에 넣은 채 주먹을 쥐고 있다고 상상해 봅

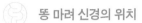 **똥 마려 신경의 위치**

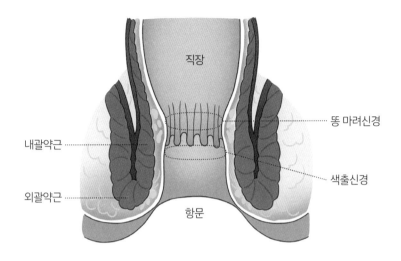

시다. 손을 펼치는 순간 손바닥에 있던 고무지우개는 땅바닥으로 떨어집니다. 똥도 마찬가지예요. 직장에 있는 대변은 돌덩어리처럼 단단하지 않은 이상 항문이 열리는 순간 자연스레 몸 밖으로 배출됩니다. 직장에 대변이 있다면 15초 이내에 배변이 시작되어 1~2분 안에 모두 끝내는 것이 정상입니다.

그런데 아무리 기다려도 똥이 나오지 않는다면? 이때 제가 항상 하는 이야기가 있습니다.

"변기에 앉았는데 1~2분이 지날 때까지 소식이 없다면? 그건 싹수가 노란 거예요. 변기에서 당장 일어나세요!"

변의감을 느껴 화장실에 갔지만 배변이 이루어지지 않는 상황, 이것이 바로 가짜 변비입니다. 직장에 변이 없음에도 변의감을 느끼는 경우이지요. 이 경우는 대변이 아닌 다른 무언가가 똥 마려 신경에 자극을 준 상황입니다. 내치핵 덩어리가 부어올랐거나 암 덩어리가 그곳에 위치하며 똥 마려 신경을 자극하거나, 항문을 조이는 괄약근의 힘이 약해져 장점막이 밀려나온 상황일 수도 있어요. 여성의 경우 직장에서 질 쪽으로 주머니처럼 점막이 늘어난 직장질루로 인해 대변이 원활하게 빠져나오지 못할 때에도 이러한 변의감을 경험하기도 합니다.

이런 증상을 겪을 때 계속 변기에 앉아 힘을 쓰면 항문이 점점 과하게 이완되고 항문 쪽으로 혈류의 쏠림 현상이 심해집니다. 결국 내치핵이 있는 경우라면 증상이 더욱 악화되고 괄약근의 기능도 약해지지요.

변기에 앉은 뒤 1~2분이 지났음에도 아무런 신호가 없다면 진짜 화장실에 가야 할 타이밍이 아닌, 다른 원인에 의한 변의감 때문일 수 있으니 반드시 주의해 주세요.

- ✓ 내치핵 덩어리

- ✓ 항문 괄약근 기능부전에 의한 직장점막 하강증

- ✓ 직장질루(장과 질 후벽 사이에 주머니가 생겨 항문으로 나와야 하는 대변이 주머니로 튀어나오는 질환)

- ✓ 암 덩어리

다 신경 때문이야

그러면 우리를 괴롭히는 가짜 변비의 원인이 무엇일까요? 앞서 설명했던 똥 마려 신경의 어리석음입니다. 똥 마려 신경은 상당히 예민해서 자극을 받으면 그 즉시 뇌로 신호를 보내는데, 간혹 정확도나 명확함이 떨어지기도 합니다. 그래서 대변이 아닌 다른 것들에 의해 자극을 받아도 '화장실에 가야 해!' 라는 반응을 보이기도 하지요. 진짜 화장실에 갈 타이밍이 아님에도 똥 마려 신경의 오해로 화장실에 하염없이 머무는 상황이 발생하는 이유입니다.

직장과 항문이 만나는 지점에는 변의감을 느끼는 신경, 우리가 지금까지 '똥 마려 신경'이라고 부른 신경이 분포되어 있습니다. 이 신경의 특징은 어떠한 자극에도 그 결과가 '화장실에 가야 한다'라는 한 가지로 고정되어 있다는 거예요. 우리가 만약 이 신경을 뾰족한 바늘로 자극한다 해도, 심지어는 불로 지진다 해도 고통이나 뜨거움을 느끼는 것이 아니라 화장실에 가야 한다고 생각합니다.

인간의 뇌는 감탄을 자아낼 만큼 똑똑하지요. 복잡하고 정교하게 설계된 시스템에 따라 한 치의 오차도 용납하지 않는 원칙주의자에 가깝습니다. 하지만 다른 한편으로는 매우 어리석은 구석을 가지고 있기도 해서, 보고받은 그대로 명령을 내리는 경향이 있어요. 결국 내보내야 할 대변이 아닌 치핵 덩어리가 똥 마려 신경을 자극해도 우리 뇌는 그것을 '화장실에 가야 한다'는 신호로 받아들이고 '변을 배출하라'는 명령의 신경으로 표출합니다.

똥 마려 신경의 신호를 받은 우리 몸은 그 즉시 배설물을 내보내기 위한 준비에 들어갑니다. 허벅지 안쪽 오금이 저리고, 대변을 밀어내기 위해 장운동을 시작합니다. 배가 부글거리고 하복부에 통증이 나타나기도 하고, 안정을 찾지 못한 신경은 안절부절하며 눈은 화장실을 찾기에 급급합니다. 이는 진짜 배변이 필요한 상황에서 나타나는 후속 반응과 모두 동일해요.

하지만 이러한 가짜 신호에 속아 화장실을 찾았을 때를 생각해 보세요. 아무리 변기에 오래 앉아 있다 한들 진짜 일을 보기는 힘듭니다. 우리 신경을 자극한 것은 대변이 아닌 치핵 덩어리였기 때문입니다.

그런데 여기서 한 가지 문제가 더 발생합니다. 우리의 뇌는 이 상황을 '아, 치핵 덩어리에 신경이 눌린 가짜 신호였구나'라고 받아들이는 것이 아니라 '똥이 나오지를 않네. 변비인가봐'라고 결론짓습니다. 결국 20분이 넘는 시간 동안 식은땀을 흘리며 실체도 없는 변비와 사투를 벌이게 되지요. 그러다 하행결장이나 구불결장에 머물며 다음 날 내려와야 하는 변까지 내보내게 됩니다. 이 또한 모두 똥 마려 신경의 잘못된 정보 전달에 의해 빚어진 참극입니다.

가짜 변비 잡는 스위치, 333요법

그렇다면 가짜 변비와 진짜 변비는 어떻게 구별할 수 있을까요? 똥 마려 신경의 실수를 줄일 수 있는 비법이 있을까요? 저는 333요법을 추천합니다. 사실 이 요법은 건강한 항문을 위한 관리법으로 뒤(262쪽)에서 더 자세히 다룰 예정이지만, 가짜 변비를 판별할 때도 유용하니 참고해 주세요.

333 요법의 기본은 이렇습니다.

3분 이내 똥 싸기, 3분간 좌욕하기, 30분 동안 엎드리기.

우선 3분 이내에 배변하지 못했다면 이는 직장에 충분한 양의 대변이 없다는 의미로 받아들여야 합니다. 이를 무시한 채 변기에 오래 앉아 있으면 항문으로 혈류가 몰리고 압력이 높아집니다. 다만 이때 3분 동안 좌욕을 시행하면 혈액순환이 원활해져 항문 관련 증상을 개선할 수 있어요. 좌욕이 모두 끝난 다음에는 30분 동안 엎드려 휴식을 취하는데요. 이때 가슴과 배, 무릎이 모두 침대에 닿도록 바짝 엎드린 뒤 베개를 턱에 대면 엉덩이가 신체에서 가장 높은 위치에 있어 항문의 부기가 쉽게 빠집니다.

333요법을 실행했을 때 변의감이 사라지고 배가 아프지 않다면 이는 가짜 변비입니다. 반대로 진짜 화장실에 가야 할 타이밍이었다면 변의감이 지속되어 다시 화장실로 달려가게 됩니다. 그러면 성공적인 마무리가 가능하지요.

다만 333요법을 실시하고 난 다음에도 변의감이 지속되고 배가 아프다면 이는 다른 건강 문제가 있다는 신호일 수도 있습니다. 따라서 통증의 정체가 무엇이고 원인이 무엇인지 보다 정확히 파악하기 위해 반드시 항문외과를 찾아 진료를 받기를 추천합니다.

"먹는 것이 곧 나다 I am what I eat."

이 단순하고 명쾌한 주장은 생각해 보면 너무나 당연한 논리입니다. 우리가 먹은 대로 우리 몸이 만들어지기 때문이에요. 그 과정에는 음식물의 소화도, 흡수도, 배설도 포함됩니다. 그러니 변을 살피면 우리가 먹은 음식은 물론, 우리의 건강 상태까지 파악할 수 있습니다.

우리는 모두 건강한 배변을 이루길 바랍니다. 신진대사가 활발히 이루어진다면 누구나 건강한 바나나 똥을 만날 수 있습니다. 하지만 장내 환경에 문제가 발생하거나 질병이 생겼다면 건강한 상태와는 거리가 먼, 이상한 모양에 심상치 않은 색의 변을 만날 수밖에 없습니다. 화장실에서 물을 내리기 전 반드시 내 변의 상태를 확인하는 습관을 들이세요. 내 건강 상태를 알 수 있는 가장 쉬운 방법입니다.

건강한 똥 vs. 아픈 똥

쾌변을 한다는 것은 내 몸이 건강하다는 뜻입니다. 그렇다면 신체의 건강함을 나타내는 변의 상태는 무엇일까요? 바나나 모양의 부드럽고 길쭉한 똥입니다. 튜브에 담긴 연고를 힘 주어 쭉 짰을 때 나오는 연고의 모양과 비슷해요. 이러한 건강한 변은 30%, 즉 1/3이 수분으로 이루어져 있습니다. 나머지 1/3은 소화된 음식 찌꺼기와 소화되지 않은 잔여물, 식이섬유가, 그리고 나머지 1/3은 죽은 장내 세균과 세포 등 여러 가지 잡다한 혼합물이 채우고 있어요. 이 구성성분의 비율이 달라질 때 우리 변의 모양과 질감도 모두 달라집니다.

그렇다면 건강 적신호를 알리는 변의 종류에 대해 알아볼까요? 우선 자갈처럼 동글동글한 모양의 자갈 똥은 식사량이나 식이섬유가 부족할 때 나오는 형태예요. 체중을 감량하겠다며 식사량을 극단적으로 줄였을 때, 혹은 야채 섭취량이 너무 적을 때 발생하니 더 올바른 식단을 구성하는 것이 좋습니다.

5cm 정도 길이의 굵은 덩어리 똥은 수분이 부족하다는 의미이니 수분 섭취에 신경 써야 합니다.

얇은 수제비 모양의 똥은 지금 배변이 필요하지 않은 똥, 다시 말해 내일이나 모레 쌀 똥을 미리 싼 것이라 볼 수 있어요. 필요치 않음에도 변기에 오래 앉아 쥐어짜 낸 경우라 할 수 있지요. 이렇게 배변 시간이 길다는 것은 변의감의 원인이 치질이나 암 덩어리일 수도 있으니 진찰을 받는 편이 좋습니다.

배변을 하자마자 변이 물에 풀어진다면 변비 치료를 위해 팽창성 소화제를 복용했거나 잘게 자른 섬유소를 먹은 경우일 수도 있습니다. 이는 일시적인 현상이니 걱정할 필요는 없으나 이 상태가 장기간 지속된다면 본인의 건강 상태를 다시 살펴야 합니다.

마지막으로 끝이 뾰족하게 각진 작은 변은 항문 질환을 겪고 있을 가능성이 높습니다. 만성 치열이나 내치핵 부종으로 항문 출구가 좁아졌을 때 발생하는 경우이니 자신의 건강 상태를 점검해 봅시다.

자갈똥
(식사량이나 섬유소가 부족한 경우)

5cm 길이의 굵은 덩어리똥
(수분이 부족한 경우)

수제비똥
(배변 시간이 길거나, 내일이나 모레 쌀 똥을 미리 싸는 경우)

풀어진 똥
(팽창성 하제를 복용 중이거나 잘게 썬 섬유소를 섭취한 경우)

각진 똥
(만성 치열이나 내치핵 부종으로 항문 출구가 좁아진 경우)

바나나똥
(대장 항문 건강이 매우 올바른 경우)

색이 보내는
위험한 시그널

변의 모양만큼이나 색 역시 우리의 건강 상태를 알려주는 중요한 신호입니다. 가장 먼저 확인해야 할 것은 출혈의 여부예요. 출혈이 없는 건강한 변의 색은 황색이나 갈색입니다. 하지만 대변이 붉거나 검붉은 색, 혹은 흰색을 띠면 질병이 발생한 것일 수 있어요. 물론 무엇을 먹었는지에 따라 대변 색상의 변화가 일시적으로 발생할 수는 있습니다. 하지만 밝은 붉은색의 변을 보았다면 치질 같은 항문 질환을 의심해 봐야 합니다.

더 큰 문제는 검붉은색 변입니다. 이는 식도·위·십이지장·소장 등 상부 위장관에 출혈이 생겼다는 신호예요. 심할 경우 위궤양·위암·출혈성 대장염·궤양성 대장염·직장암이 있는지도 확인해 봐야 합니다.

만약 변의 색이 하얗다면 담도폐쇄증일 가능성이 높습니다. 담도 결석이나 담낭암, 담도암으로 인해 담도가 막히면 담즙이 쓸개관을 통해 제대로 배출되지 못해요. 그 결과 담즙이 대변에 섞이지 않아 흰색을 띠는 것이지요.

녹색 똥은 두 가지 원인을 추측할 수 있는데요. 만약 녹색 채

황색, 갈색		건강하고 정상적인 변
밝은 붉은색		치질 등 항문 질환
검붉은색		상부 위장관 질환 (위궤양·위암·출혈성 대장염·궤양성 대장염· 직장암 등)
흰색		담도폐쇄증 (담도결석·담낭암·담도암 등으로 담도가 막힌 경우)
녹색		장염, 설사 (녹색 채소를 과량 섭취한 경우는 정상)

소를 과량 섭취했다면 이는 정상적인 반응입니다. 하지만 이 경우에 해당하지 않는다면 장염을 의심해 볼 수 있습니다. 간

에서 분비되는 담즙은 소장에서 90% 이상 흡수되고, 10% 정도 대장으로 넘어옵니다. 그런데 소장에 염증이 생겼거나 장 기능이 떨어지면 담즙이 흡수되지 못한 채 물과 함께 대장으로 흘러 들어가요. 이때 너무 많은 양의 담즙이 넘어오면 박테리아가 이를 분해하지 못해 변의 색이 노란색으로 바뀌지 못하고 그대로 배출됩니다. 자극적인 음식을 너무 많이 섭취해 장운동이 빨라져 설사를 할 때 녹색 변이 나타나는 것도 이러한 이유 때문입니다.

여러분의 화장실 상황은 어떤가요? 내가 어떤 색의 변을 보는지를 확인하는 것만으로도 내 건강에 이상이 있는지, 아니면 건강한지 빠르게 눈치챌 수 있습니다. 나의 대변 상태가 나의 건강을 체크하는 척도임을 기억합시다.

CHAPTER 3

당신의

하루가

무거운 이유

길을 가다 미끄러지는 바람에 넘어져 무릎에서 피가 난다면? 곧바로 병원에 가거나 집에 돌아가 치료할 겁니다. 눈에 보이는 상처에 덜컥 겁부터 나기 때문이지요. 그래서 할 수 있는 한 빨리 상처를 치료하는 데 힘을 쏟습니다.

그런데 우리 몸속 증상에 대해서는 어떻게 하나요? 대부분 금방 괜찮아질 거라 생각하며 대수롭지 않게 넘기기 일쑤입니다. '속이 좀 쓰린데 며칠 지나면 나아질 거야', '두통이 심한데 한숨 자고 일어나면 낫지 않을까?' 하고 말이죠. 하지만 이러한 증상들을 무시하고 넘겨도 되는 걸까요? 혹시 이런 무심함이

내 몸을 망가뜨리고 있는 것은 아닐까요?

나무가 급격히 기울어 자라거나 땅이 물렁물렁해지거나, 돌멩이가 굴러떨어지는 등의 현상은 산사태 전조 증상입니다. 이를 그냥 지나치면, 곧이어 무방비한 상태로 엄청난 산사태를 맞이하게 되지요. 우리 몸도 마찬가지입니다. 한 번이라도 출혈이 발생했거나, 약하더라도 통증을 느낀 적이 있고, 항문 근처가 간지럽다거나 평소와 달리 설사를 하는 등 이러한 모든 증상은 몸속에 문제가 발생했다는 분명한 징후입니다. '그러다 말겠지'라고 생각하며 가볍게 여겨서는 안 돼요. 항문에서 보내는 경고 메시지를 무시하는 시간이 길어지면 길어질수록 무시무시한 암이나 수술이 불가피한 항문 질환을 마주하게 될 가능성이 높습니다. 초반에는 심각하지 않았던, 작은 증상이었을지라도 엄청나게 성난 파도로 변모해 우리 건강을 집어삼킬 수도 있습니다.

우리 몸속의 목소리에 귀 기울여야 합니다. 지금부터는 항문에 나타나는 다양한 증상을 살펴보고 어떤 질환의 위험이 도사리고 있는지 알아봅시다. 중요한 것은 내 몸의 상태를 제대로 아는 데에 있습니다. 그래야 서서히 밀려드는 질환의 싹을 말끔히 잘라낼 수 있습니다.

시도 때도 없이
찾아오는 가스

 사실 방귀는 많은 사람이 신경쓰지 않고 가벼이 여기는 대표적인 증상 중 하나입니다. 하지만 방귀가 너무 잦고 냄새가 고약해졌다면 반드시 건강 상태를 체크해 봐야 합니다. 방귀 자체가 질병인 것은 아니지만 때때로 대장·항문 질환의 전조 증세일 수 있기 때문입니다. 어떤 음식을 먹었는지, 소화가 잘되고 있는지, 항문 괄약근은 튼튼한지 모두 방귀를 통해 체크할 수 있어요.

 그렇다면 방귀는 어떻게 발생하는 걸까요? 그 경로는 크게 두 가지로 나뉩니다. 하나는 입으로 공기를 삼키는 경우예요. 고기처럼 큰 덩어리 음식을 상추에 싸 먹거나 껌을 많이 씹는 경우, 탄산음료나 맥주처럼 거품이 있는 음료를 마실 경우 배속으로 공기가 따라 들어와 가스가 차게 됩니다. 그렇게 방귀가 생기죠. 이렇게 발생한 방귀는 소리는 매우 크지만 냄새가 거의 나지 않아요. 이런 방귀가 너무 자주 발생한다면 식후에 따뜻한 물을 마시거나 꿀차같은 음료를 마시는 것이 도움이 됩니다. 그러면 공기가 위로 떠올라 방귀 대신 트림으로 배출될 수 있습니다.

두 번째는 음식이 소화되는 과정에서 부패되어 공기가 발생하는 경우예요. 소화 효소로도 잘 분해되지 않는 음식을 먹으면 대장에 변이 오래 머물며 부패해 지독한 가스가 발생합니다. 브로콜리나 양배추 같은 채소와 콩나물, 된장, 청국장 또는 두유 같은 콩 종류를 섭취했을 때, 혹은 치즈, 계란, 고기 등을 먹었을 때 냄새가 고약한 방귀가 배출돼요. 이때는 방귀 소리가 '피식'하고 작게 나지만 매우 지독한 냄새가 나지요. 이 경우 역시 따뜻한 물을 많이 마시는 것이 도움이 됩니다. 가스가 물에 녹아들어 쉽게 배출될 수 있기 때문입니다.

만약 고기나 콩류, 채소를 많이 섭취하지 않는데도 방귀에서 고약한 냄새가 자주 난다면 대장암이나 염증성 장질환을 의심해 볼 수 있습니다.

방귀를 너무 자주 뀌는 경우는 건강에 이상이 있다는 신호일 수 있습니다. 괄약근의 힘이 약할 때 방귀가 쉴 새 없이 나오기 때문입니다. 암 덩어리나 내치핵 덩어리가 신경을 자극할 때도 괄약근이 느슨해져 방귀가 자꾸 샐 수도 있어요. 따라서 잔변감이 있으며 방귀를 자주 뀌고 냄새가 지독하다면 반드시 병원을 찾아 내시경을 통해 원인을 찾아야 합니다.

콕콕 찌르는
통증

통증은 다양한 모습으로 나타납니다. 상복부를 콕콕 찌르는 통증이 있는가 하면 배꼽 주변을 약하게 콕콕콕 찌르는 통증도 있습니다. 출혈을 보이며 항문 주위가 따끔따끔하게 느껴지는 경우도 있고 바늘로 항문을 찌르는 듯한 통증도 있지요. 오랫동안 지속되는 통증이 있는가 하면 마치 놀리기라도 하듯 아팠다 안 아팠다가를 반복하는 통증도 있어요.

대부분 통증이 계속되는 경우에는 병원을 찾지만 간헐적으로 통증이 찾아오는 경우에는 병원을 찾는 비율이 현저하게 떨어집니다. 참을 수 없을 듯 아프다가도 자고 일어나면 괜찮아지기도 하고, 약을 먹으면 금세 통증이 가라앉기 때문이지요. 하지만 이렇게 병원에 방문할 시기를 미루면 혼자서 병을 키우게 될 뿐입니다. 결국 증상이 심각해져서야 병원을 찾는 경우가 허다합니다.

물론 아프다고 다 같은 통증인 것은 아닙니다. 아픈 부위와 통증의 형태에 따라 몸속에 다른 질병이 도사리고 있을 수 있어요. 쓸개주머니에 용종이나 돌멩이(담석)가 생기면 상복부를 콕콕 찌르는 통증이 나타납니다. 십이지장에 염증이 있어도, 위염이나 위궤양 심지어 위암일 때도 콕콕 찌르는 통증이 생길 수 있습니다. 이때는 반드시 내과에 방문해 위내시경이나 초음파 검사를 진행해야 합니다.

배꼽 주변에 약하게 콕콕콕 찌르는 통증이 나타나는 경우에는 대개 장 경련이 원인입니다. 과일의 씨앗 부분을 먹거나 설익은 음식, 상한 음식을 먹으면 장이 경련을 일으켜 배를 찌르는 듯한 아픔이 생길 수 있어요. 배 속에서 무언가 똬리를 트는 느낌이 들기도 하죠. 장 경련이 일어날 때는 장이 이완되도록 허리를 뒤로 젖히고 배를 따뜻하게 해주는 게 도움이 됩니다.

옆구리나 배꼽 밑 골반 뒤쪽으로 찌르는 통증이 나타나면 변비가 오래되어 가스가 배 속에 빵빵하게 찬 경우입니다. 이때는 따뜻한 물이나 꿀차를 마시고 방귀를 내보내야 합니다. 그래도 통증이 계속된다면 대장내시경을 받아보는 것이 좋아요.

출혈까지 보이는 항문의 통증이 있다면 치질일 확률이 높습니다. 몸살 감기처럼 열이 나고 머리가 지끈대며 항문에 통증이 있다면 수술을 해야 하는 치루 농양일 가능성이 높지요. 변비가 심해져 단단한 변이 나오면서 통증과 함께 출혈이 동반된다면 이는 치열입니다. 항문에 따끔한 통증이 나타난다면 참지 말고 바로 항문외과를 방문해야 합니다. 참으면 더 큰 병이 된다는 사실을 잊어서는 안 됩니다.

항문 괄약근이 과로하게 움직인 경우에도 항문을 바늘로 콕콕 찌르는 듯한 통증이 나타납니다. 등산, 조깅 등 운동을 해서 괄약근이 오랜 시간 수축·이완을 반복하거나 무거운 짐을 드는 등 복압이 올라간 경우에도 콕콕 쑤시는 통증이 발생해요. 수면 중 쿡 찌르는 통증으로 잠에서 깨는 경우도 있어요. 이때는 따뜻한 물로 좌욕을 하면 통증이 어느 정도 해소되니 참고하세요.

죽죽 흐르는
설사

설사야말로 내 마음대로 제어할 수 없는 속수무책인 증상이지요. 이때 우리의 배 속은 마치 전쟁터가 따로 없습니다. 아랫배가 부글거리고 무언가가 배 속을 휘젓는 느낌이 들어요. 설사는 대개 이러한 복통과 함께 나타나는데 전혀 예측할 수 없는 상황이 발생하는 경우가 많아 일상생활에 큰 영향을 주기도 합니다.

　설사는 크게 급성과 만성으로 구분합니다. 급성 설사는 세균과 바이러스 감염 등으로 발생해요. 여름철에 자주 걸리는 식중독이 가장 흔한 원인이지요. 포도상구균이나 대장균, 살모넬라균 등이 오염된 음식물을 통해 몸속에 들어와 설사와 구토, 복통 등의 증상을 일으키는 게 장염입니다. 이때는 주로 아주 묽은 물설사를 하는데, 이런 경우에는 하루 이틀 정도 증상을 지속하는 게 더 나아요. 너무 빨리 지사제를 복용하면 독성을 포함한 해로운 물질이 미처 빠져나가지 못해 장점막을 손상시키기 때문입니다. 설사는 우리 몸이 본능적으로 방어기제를 작동시켜 나타나는 반응이기도 합니다. 따라서 하루 이틀 정도 기다렸다 증상이 호전되지 않으면 병원에 방문해 지사제와 항생제를 처방받아 복용해야 합니다.

　또 이 기간 동안 충분한 수분과 전해질 보충이 필요해요. 설사를 너무 오래 지속하면 탈수 증세가 나타날 수도 있기 때문입니다. 수시로 이온 음료와 따뜻한 물을 마시고 충분한 휴식을 취하면 장염은 일주일 내로 나아질 수 있습니다. 다만 찬 우유나 차가운 물은 피해야 합니다. 차가운 액체가 장을 비상사태로 만들기 때문에 오히려 좋지 않습니다. 발열과 복통이 지

	장염	과민성대장증후군
증상	· 2~3일 내내 쭉쭉 흐르는 물설사, 복통, 발열 · 설사 후 어지러움증으로 쓰러질 수 있음.	· 1~2일 설사(묽은 변) · 가벼운 복통, 잦은 변의감
치료	· 수분과 이온 균형 필요 · 지사제와 항생제 처방 필요	· 설사 후 별다른 치료 없이 호전됨 · 장에 과민한 반응 일으키는 음식 피하기

속된다면 소화기내과나 대장항문외과 전문의의 진료가 필요할 수도 있습니다.

만성 설사는 4주 이상 반복되는 설사로 장의 상태가 아주 안좋은 사람, 습관적으로 매일 술을 먹는 사람에게서 나타납니다. 과민성대장증후군을 지속적으로 앓는 사람도 만성 설사에 시달리는 경우가 많아요. 이 경우에는 과민한 반응을 일으킬수 있는 음식 섭취를 피하는 것이 근본적인 치료입니다. 과민성대장증후군일 때는 장염에 걸렸을 때와 달리 설사의 농도가 묽지 않고 하루 이틀 후 증상이 금세 호전됩니다. 따라서 이때는 따뜻한 물을 자주 마셔 장을 편안하게 만드는 것이 중요합니다.

진득진득 묻어 나오는 고름

화장실에 갔는데 휴지에 고름이 묻어 나온다면? 속옷을 갈 아입다 팬티에 묻은 고름을 발견한다면? 아마 걱정이 태산같 이 몰려올 테지요. 치질이 생긴 것은 아닌지, 혹 더 큰 병에 걸 린 것은 아닌지 온갖 생각이 밀려올 겁니다. 하지만 놀랍게도 그 정체가 고름이 아닐 수도 있습니다. 의외로 장 점막에 묻어 있는 점액을 고름으로 착각하는 경우가 꽤 많습니다.

점액이 묻어 나오는 상황은 항문 괄약근의 조이는 힘이 약하 거나 내치핵이 커졌을 때 발생합니다. 이러한 이유로 인해 항 문이 살짝 열리면 직장관에 있는 점액이 흘러나오는 것이죠. 원래 점액은 투명하거나 흰색이지만 밖으로 흘러나오며 직장 에 있는 노폐물과 섞여 연노란빛을 띄게 되고 이 때문에 고름 이라 착각하는 경우가 많아요. 게다가 이 경우 항문 주변의 가려움증이 함께 나타나기 때문에 대장과 항문에 큰 문제가 생겼다 생각하기 쉽습니다. 실제로 고름이 나온다며 병원을 찾는 환자 중 상당수가 이 경우에 해당해요.

치질 덩어리가 커져 항문 밖으로 삐져나왔을 때도 고름이라 착각할 수도 있습니다. 치질 덩어리 역시 점막으로 싸여 있기 때문에 점액이 항문 밖으로 나와 속옷에 묻는 것이죠. 이 경우 대부분의 사람들은 심각한 고름이라 생각하고 곧바로 병원으로 달려옵니다. 하지만 위의 두 상황 모두 점액이 나온 것일 뿐이기에 괄약근 물리치료를 하거나 좌욕 등 이학요법치료를 진행하면 금세 호전됩니다.

문제는 진짜 고름일 때입니다. 항문에 치루가 생겨 농양이 곪으면 말그대로 진득진득한 고름이 나와요. 이때는 항문에서 단단한 응어리가 잡히며 열이 나고 몸살기와 같은 통증이 발생해요. 간혹 피가 섞인 점액이 나오거나 고름이 분비될 때도 있는데, 이 경우 궤양성 대장염이나 크론병의 가능성이 있습니다. 그렇기에 이와 같은 증상이 감지되었다면 망설이지 말고 즉시 병원을 방문해 정밀검사를 받아야 합니다.

뚝뚝 떨어지는
혈변

몸에서 피가 나는 것은 그 부위가 어디건 겁이 나는 상황이지요. 그럼에도 한 번쯤 혈변을 경험했다 금세 증상이 사라지면 놀란 가슴은 순식간에 가라앉습니다. 별것 아니라고 생각하기 쉽지요. 하지만 이 증상을 무시하고 지나가면 무서운 질병으로 번질 수 있어요. 특히 검은색을 띠는 흑변이라면 절대 가벼이 넘겨서는 안 됩니다.

항문에서 피가 나는 경우는 세 가지 원인 때문입니다. 첫 번째는 변이 너무 단단해 항문이 찢어진 경우입니다. 이때도 배변 시 따끔하면서 변에 피가 묻어 나오면 치열을 의심해 봐야 합니다. 두 번째는 내치핵이 터져서 피가 나는 경우예요. 변기에 앉았을 때 선홍색 혈변이 2~3방울 떨어진다면 이 경우를 의심해야 해요. 심한 경우에는 물총을 쏘듯 피가 쭉쭉 뻗치기도 합니다. 마지막으로 혈전성 외치핵을 앓고 있다가 배변 시 심하게 힘을 주어 혈전이 터지는 경우입니다. 이때는 휴지로 닦아냈을 때 시커먼 선지 덩어리 같은 것이 묻어 나와요. 혹은 변기에 시커먼 선지 덩어리 같은 게 2~3개 떨어져 있기도 합니다. 이런 혈변이 발생한다면 반드시 항문외과 치료를 받아야 합니다.

그런데 이보다 더 심각한 상황이 있습니다. 대변 속에 검붉은 피가 섞여 있거나 묻어 나올 때예요. 배변 후 변기를 봤는데 검붉은 똥이 가라앉아 있고 그 주변에 피 앙금이 퍼져 있다면, 또 변에서 생선 비린내가 난다면 직장암과 대장암을 의심해 봐야 합니다. 대변에 검붉은 피가 섞여 나온다는 것은 직장보다 윗부분인 결장에 이상이 생겼다는 징후이기 때문입니다. 이 경우에는 반드시 전문의를 찾아 진단을 받아야 합니다.

밤잠 설칠 정도의 가려움

사소하지만 일상에서 꽤 불쾌감을 일으키는 증상이 있습니다. 바로 가려움입니다. 가려움증은 한번 시작되면 미친 듯 피부를 긁고 싶게 만듭니다. 참을 수 없는 욕망이자 고통 중 최상위급이라 할 수 있지요. 그런데 문제는 긁으면 긁을수록 가려움증이 더 심해진다는 겁니다. 어떤 부위에 발생해도 참기 힘든 것은 마찬가지이지만 특히 항문에 가려움증이 나타나면 밤

잠을 설칠 정도로 괴로워요. 그렇다면 이러한 가려움증은 왜 발생하는 것일까요?

가장 흔한 원인은 변이나 점액이 항문 주변에 묻어 피부를 자극하는 경우입니다. 배변 후 뒤처리가 미진한 경우나 괄약근의 힘이 약해 점액이 흘러나온 경우라 할 수 있지요. 이럴 때는 배변 전에 항문 크림이나 회음부 크림을 바르면 증상이 조금 호전돼요. 가려움증을 유발하거나 증폭시킬 수 있는 고추·후추·겨자·카레·코코아·커피 등 자극적인 식사 메뉴를 피하는 것도 도움이 됩니다.

두 번째는 자주 씻어 피부가 건조해지면서 생기는 가려움증입니다. 오히려 너무 깨끗하게 씻어 가려움증이 생기는 경우이지요. 항문 주변을 비누칠해서 너무 세게 닦으면 항문 주위 피부에 있는 기름막인 피지가 모두 씻겨 나갑니다. 피부를 보호하는 기름막이 손상됐기 때문에 오래 걷거나 달리기를 해 항문 주변에 마찰이 일어나면 심할 경우 1도 화상을 입을 수도 있어요. 이로 인해 화끈거리고 열이 나며 가려움증이 생기지요. 이 경우엔 항문 주변을 씻는 방법을 달리해야 합니다. 액체 비누 대신 고체 비누를 사용해 거품을 충분히 낸 뒤 이 거품을 항문 주변에 바르고 헹궈내듯 씻어내야 합니다. 그리고 처방받은 연고를 바르면 증상은 금방 호전됩니다. 사실 이 경우에는 조금 덜 씻기만 해도 가려움이 금세 나아지기도 해요.

세 번째는 곰팡이균 때문에 생기는 가려움증입니다. 발바닥에 곰팡이균이 감염되어 무좀에 걸리듯 항문도 곰팡이균에 감염되면 진균증에 걸려요. 이때는 깨끗이 씻은 뒤 항균·항진균·항소양에 도움을 주는 회음부 크림을 항문과 회음부 전체에 얇게 도포하면 도움이 될 수 있습니다.

TIP

똥꼬의사가 알려주는 올바르게 항문 씻는 방법

항문을 씻을 때는 물비누나 보디샴푸 같은 화학 세제보다 고체 비누를 사용하는 것이 좋습니다. 먼저 손을 깨끗이 씻은 뒤 고체 비누를 양손으로 5회 정도 비비고 10회 이상 손바닥끼리 비벼 충분히 거품을 냅니다. 그 거품을 항문에 가져가 톡톡 두드리듯이 묻혀요. 그다음 샤워기로 비눗물을 헹궈내듯 가볍게 씻어내는 것이 올바른 방법이지요. 대신 이때 절대로 거품으로 항문을 비벼서는 안 돼요.

앞서 설명한 방법을 여러 번 반복하면 피지층의 오염된 상층과 항문이 깨끗하게 씻기면서도 항문을 둘러싸고 있는 기름막(피지)은 완전히 씻겨나가지 않아 피부를 보호할 수 있습니다.

"정말 시도 때도 없이 설사를 해요. 전철을 타고 출근하다 화장실에 가고 싶어 내린 적이 한두 번이 아니에요. 방귀도 잦고 배에서 꼬르륵 소리도 자주 나서 민망할 때도 많아요. 특히 고기로 회식을 하고 난 다음 날이나 매운 음식을 먹은 다음 날에는 여지없이 설사를 합니다. 화장실이 어디인지 파악하고 있지 않으면 너무 불안해요."

"매일 반복되는 복부팽만감과 불편함 때문에 하루 종일 불쾌한 기분이 이어져요. 3~4일 동안 화장실에 가지 못하면 갑작스럽게 복통이 찾아오기도 해요. 또 언제 배가 아플지 몰라서 늘 불안해요. 변비가 생긴 뒤로 성격이 예민해지고 스트레스로 두통에 시달릴 때도 늘었어요."

설사로 고민하는 40대 남성과 변비로 힘들어하는 30대 여성 모두 그 원인은 과민성대장증후군입니다. 요즘에는 이처럼 일상생활을 힘들게 하는 장 트러블로 고생하는 이들이 많지요. 그중 치료가 어렵고 재발이 쉬운 고질병이 바로 과민성대장증후군입니다.

사실 과민성대장증후군은 질병이라 구분되지 않아요. 그런 까닭에 혈액검사, 대장내시경, CT 등을 검사해도 아무런 이상이 없습니다. 그런데도 복통, 설사, 변비 등 불편한 증상이 지속적으로 나타나기 때문에 일상생활에 상당한 불편함을 느낍니다. 게다가 배변 후에는 증상의 일부가 사라지기 때문에 더욱 화장실을 들락거리게 되지요.

여기서 궁금한 점이 하나 발생할 겁니다. 질병에 속하지 않는다면 건강에 크게 문제가 없다는 뜻이 아닐까? 실제로 '설사나 변비가 무슨 병이야? 누구나 한 번쯤 경험하는 증상인걸'이라고 생각하며 당연한 일로 여기는 사람도 많아요. 하지만 매일 배 속이 부글거리는 설사를 경험한다고 생각해 보세요. 기운도 없고, 식욕도 사라지고, 무언가를 할 의지도 없는 일상이 이어질 겁니다. 삶의 질이 떨어지는 것이 당연해요. 그러니 질병이 아니라고 해서 괜찮다는 뜻이 절대 아닙니다. 실체만 드러나지 않았을 뿐 분명 다른 질환의 발병 가능성도 얼마든지 있어요.

내가 과민한 게 아니라
장이 과민한 거였어!

그렇다면 과민성대장증후군은 몸속의 어떤 부분에 문제가 생겨 발생하는 걸까요? 현대인의 적 스트레스와 불규칙한 식사, 충분하지 못한 수면, 본인 장에 맞지 않는 민감한 반응을 일으키는 음식 섭취 등이 과민성대장증후군을 일으키는 주범입니다. 하지만 이보다 직접적인 원인은 몸속에 있습니다. 바로 비정상적인 장운동입니다.

설사나 변비는 모두 장의 연동운동이 너무 빠르거나 완만할 때 생기는 증상입니다. 즉 장 기능에 문제가 발생했다는 의미예요. 장운동이 빨라지면 마치 스포츠카가 쌩하고 지나가듯 음식물 찌꺼기의 이동 속도도 빨라지기 때문에 장점막이 수분을 흡수할 기회가 적어집니다. 그러면 물을 많이 머금고 있는 상태 그대로 배출되는데, 이것이 바로 설사입니다. 반대로 장운동이 멈췄나 싶을 정도로 느려지면 장점막에서 음식물 찌꺼기의 수분을 모두 빨아들입니다. 그렇게 변의 양이 줄고 걸쭉해지다 변비가 되지요. 이렇듯 과민성대장증후군은 장운동에 따라 설사형, 변비형 그리고 설사와 변비를 동시에 반복하는 혼합형이 있습니다.

그렇다면 장 연동운동을 혼란에 빠뜨리는 요인은 무엇일까요? 크게는 두 가지로, 장에 자극을 주는 음식을 먹는 경우와 소화되지 않는 지방을 섭취한 경우입니다. 고추나 후추, 겨자, 카레 혹은 코코아 등 점막에 자극을 주는 음식은 과민성대장증후군을 악화시킵니다. 차가운 우유나 키위, 자몽 등 지나치게 신맛이 나는 음식이나 참외, 수박처럼 씨앗까지 섭취하는 채소나 과일도 장운동을 빠르게 만들어요. 소화가 잘 되지 않는 땅콩을 먹거나 고기 비계를 잘 씹지 않고 다량 섭취했을 때, 고기를 구워 먹고 바로 차가운 아이스크림을 먹었을 때도 복통을 일으키는 설사를 경험할 수 있습니다. 이러한 음식이 모든 사람에게 위협적이라고는 할 수 없지만, 과민성대장증후군을 겪고 있는 사람이라면 되도록 피하는 것이 좋습니다.

매운 음식을 먹으면 배가 부글거리는 증상을 겪는 직장인이 있다고 가정해 봅시다. 오늘 점심에 기름이 많은 짜장면을 먹고, 다음 날 저녁에 회식을 하며 삼겹살과 김치를 함께 구워 먹었어요. 그 다음 날 점심에는 해장을 한다며 김치전골을 먹습니다. 이 직장인의 배 속 상황은 어떨까요? 매일 배가 아프고 설사를 하는 것이 이상하지 않지요. 장이 과민반응을 일으킬 수 있는 음식을 매일 반복해서 먹었으니 그런 증상이 발생하는 것이 당연합니다. 이렇게 과민성대장증후군 증상이 계속 이어지면 물과 이온이 모두 빠져나가 이온 불균형이 생기고, 영양소 또한 흡수되지 않고 빠져나가 비효율적인 영양 상태가 됩니다. 탈수·탈진 증상도 보이죠. 이 상황이 장기화되면 기운이 사라지고 면역력도 저하되어 삶의 질도 떨어집니다. 과민성대장증후군을 결코 가벼이 여겨서는 안 되는 이유입니다.

약이 아닌 음식으로
장을 지켜라

과민성대장증후군은 절대 저절로 사라지지 않습니다. 근본적인 해결책을 찾아야 합니다. 약을 먹거나 치료를 받는 것도 중요하지만 가장 먼저 식습관을 개선해 장의 기능을 되살리는 방법이 가장 좋습니다. 그다음 장내 환경을 유지하도록 생활습관을 고쳐가야 합니다.

변비형 과민성대장증후군을 경험하고 있다면 하루 8컵 정도 충분히 물을 마시고 감자나 고구마처럼 섬유질이 많이 함유된 음식을 섭취하는 게 좋습니다. 설사형 과민성대장증후군이라면 차갑지 않게 상온에 보관한 이온 음료나 따뜻한 꿀차를 먹어야 합니다. 설사 증상으로 인해 수분과 이온이 많이 빠져나갔기 때문이에요. 사실 과민성대장증후군은 하루 정도 설사하고 나면 정상으로 회복되니, 그 후에 진경제나 유산균제를 처방받아 섭취하면 장운동을 정상으로 만드는 데 도움이 됩니다.

무엇보다 자신의 장에 자극을 주는 음식이 무엇인지 찾는 것이 중요합니다. 그래야 어떤 음식을 피해야 하는지 파악할 수 있습니다. 실제로 과민성대장증후군으로 저희 병원을 찾아오는 환자들에게 가장 많이 추천하는 방식이 있는데요. 바로 식이일기를 쓰는 겁니다. 저 또한 식이일기를 통해 과민성대장증후군을 일으키는 식품을 찾아낼 수 있었습니다. 찬 우유와 생맥주가 범인이었죠. 식이일기를 통해 찬 우유는 전자레인지에 넣어 30~40초 데워서 마시면 설사를 방지할 수 있다는 방법까지 알아낼 수 있었습니다.

식이일기 쓰는 방법은 간단합니다. 노트 맨 위에 날짜를 쓰고, 식사 시간과 함께 먹은 음식을 검은 펜을 사용해 순서대로, 상세히 작성해요. 그다음 오른쪽 칸에는 빨간 펜으로 대변을, 파란색으로 소변본 것을 적습니다. 이때 '피똥을 쌌다', '자갈똥을 쌌다', '설사를 했다'처럼 최대한 상세하게 나의 상태를 적는 것이 좋아요.

이런 식으로 식이일기를 일주일 정도 쓰면서 설사를 한 날, 그 전 24시간 동안 무엇을 먹었는지 파악해 보세요. '떡볶이, 쫄면, 매운 닭갈비… 아, 내가 매운 음식을 먹으면 설사를 하는구나!'라고 알게 될 거예요. 어떤 음식을 먹었을 때 속이 안 좋은지, 내 몸에서 어떤 거부 반응이 일어나는지, 배가 아픈지 아니면 변비가 발생하는지 알아내면 과민성대장증후군을 개선하는 데 매우 큰 도움이 됩니다.

[식이일기]

시간	식사 내용	비고
7:00	베이글 + 주스 1/2컵	자갈 똥 쌌음
9:30	아이스 아메리카노 1컵	
12:00	쌀밥 + 된장국 + 무김치(매움) + 매운 멸치볶음 + 감자채볶음	소변
13:00	초코프라프치노 1컵	소변
16:00	초코칩쿠키 1개 + 젤리 2개	설사함
18:30	삼겹살 + 김치(구워 먹음) + 계란찜 + 비빔냉면 + 맥주 2병	

"1년 전부터 화장실에서 가끔 피를 봐요. 빨갛게 된 변기를 보고 얼마나 깜짝 놀랐는지 몰라요."

"항문에서 덩어리가 만져져요. 요즘엔 통증이 점점 심해져서 손을 댈 수조차 없어요."

"항문 주위가 붓고 아프더니 이제는 고름까지 나옵니다. 속옷에 진물이 묻어 일상생활하는 데에도 어려움을 겪고 있어요."

"화장실에 갈 때마다 항문이 찢어질 듯 아파 이제는 화장실에 가는 것 자체가 무서워요."

민망한 부위에 발생한 뜻밖의 통증에 혼자 끙끙 앓고 쉬쉬하는, 전형적인 치질 환자들의 모습입니다. 사실 치질은 대한민국 국민 4명 중에 1명꼴로 앓는 사람이 많고, 입원 환자들의 원인 1순위가 치질일 정도로 '국민병'에 가깝지만 그럼에도 여전히 숨기고 싶은 질병이지요. 하지만 '항문이 아프다=치질'이라고 설명해도 무방할 정도로 대장항문의학과를 찾는 환자의 70~80%는 치질 환자임은 명백한 사실입니다.

사실 치질은 하나의 질병이라기보다 항문 질환을 통틀어 총칭하는 단어입니다. 그 종류를 세분화하면 200여 가지가 넘어요. 그중 가장 흔하게 나타나는 질환을 크게 세 개로 분류한 것이 바로 치핵, 치루, 치열입니다.

항문이나 직장 하부에 덩어리가 생기는 것이 치핵, 항문의 점막이 찢어지는 것이 치열, 항문 주변이 곪았다가 터져 농양이 생기는 것이 치루입니다. 발생하는 원인은 모두 제각각이지만 화장실을 잘 가지 못하는 상태, 즉 변비나 설사로 인해 발생하는 경우가 가장 흔해요. 그렇기에 더욱 치질은 반드시 짚고 넘어가야 하는 질병이기도 하지요. 지금부터는 치질의 실체가 무엇인지 자세히 알아보도록 합시다.

항문이 아프다!
치질 삼총사의 습격

사람들이 대부분 치질이라고 부르는 것의 진짜 정체는 치핵입니다. 항문관 내에는 혈관, 평활근, 지지조직 등으로 구성된 '항문쿠션조직'이 있는데요. 이들은 모두 우리 몸에 꼭 필요한 정상조직입니다. 평상시에는 변과 가스가 몸밖으로 새어나오지 않도록 항문을 막는 역할을 하고 대변이 배출될 때에는 부드럽게 빠져나올 수 있도록 충격을 흡수합니다. 그런데 이 항문쿠션조직이 비정상적으로 커지고 늘어나 결국에는 항문 밖으로 빠져나오는 경우가 있는데 그것이 바로 치핵입니다.

발생하는 위치에 따라 항문관 안쪽에 발생한 것을 '내치핵(암치질)', 항문연 피부 혈관에 의해 항문관 입구에 생기면 '외치핵(숫치질)'이라고 부릅니다. 내치핵의 경우 치핵이 빠져나온 정도에 따라 4단계로 구분합니다. 치핵 덩어리를 항문관 내부에 고정하는 힘줄이 늘어나 부분 손상이 생겨 항문관 내부로 복구하는 데 손가락 등 외부 도움이 필요한 3기, 완전 손상으로 튀어나온 치핵이 내부로 복귀하는 것이 불가능한 4기는 반드시 수술해야 합니다. 고정 힘줄은 정상이고 혈관이 부풀어 출혈 증상만 있는 1기, 힘줄 손상 없이 늘어나 배변 시 치핵이 항문관 밖으로 튀어나왔다가 배변이 끝나고 저절로 항문관 안으로 복귀하는 2기는 약물 치료와 습관 개선만으로도 쉽게 호전됩니다. 그러니 어떠한 경우든 비슷한 증상을 경험하면 최대한 빠르게 병원을 찾는 게 좋습니다.

외치핵은 통증이 심한 것이 특징이며 치핵 환자 중 5~10% 정도의 비율을 차지할 정도로 매우 적은 편입니다. 외치핵은 차갑고 딱딱한 곳에 오래 앉아 있는 습관이나 과로, 스트레스, 탈수 등이 원인입니다.

치열은 단단한 변이 항문을 통과하면서 피부나 점막이 찢어져 생긴 상처입니다. 찢어지는 부위가 통증을 가장 심하게 느끼는 부위이기 때문에 치열로 고생하는 환자는 화장실 공포증까지 생길 정도입니다. 그러다 보니 배변을 미루게 되어 변비가 더욱 심해지는 악순환이 반복되곤 하지요. 결국 반복해서 찢어지는 만성치열이 됩니다. 단순 열상으로 급성일 경우에는 2주 정도 약을 복용하거나 식이섬유를 많이 먹는 등의 식사습관을 통해 변비를 개선하면 완치할 수 있지만 꼬리살 발생이 특징인 만성치열로 발전한 경우에는 수술을 해야 합니다.

치루는 배변과 무관하게 평소 항문이 욱신욱신한 통증이 느껴지며 몸살기운까지 느껴집니다. 눈에는 눈물샘, 입에는 침샘이 있듯 항문에도 항문샘이 있어요. 우리가 화장실에 갈 때 항문샘에서 윤활액이 나와 대변이 부드럽게 배출될 수 있도록 돕는데, 그곳으로 세균이 흘러 들어가 염증이 생기는 것이 바로

 치핵 · 치열 · 치루

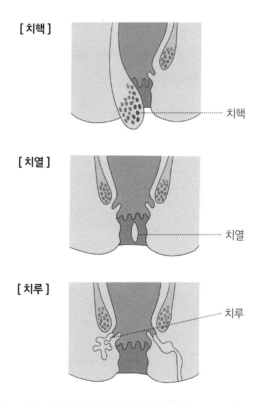

[치핵]

치핵

[치열]

치열

[치루]

치루

치루입니다.

사실 건강한 사람의 경우 항문샘에 세균이 들어와도 면역기능에 의해 번식하지 못하는 것이 일반적이지만 과로나 스트레스, 밤샘 작업, 술이나 담배 등으로 면역기능이 떨어지면 세균이 자리를 잡고 증식하기 시작해요. 다시 말해 면역기능이 저하된 상태에서 설사를 할 경우 치루가 생길 확률이 매우 높아집니다. 치루는 괄약근 섬유결을 따라 주변으로 가지 치듯 확산해나가기 때문에 발견 즉시 수술해야 합니다. 무엇보다 치루를 예방하려면 세균이 항문샘 안으로 침범하지 않도록 주의해야 해요. 이를 위해서는 설사나 묽은 변이 생기지 않도록 주의하며 항문 속으로 물이 뚫고 들어갈 강도로 비데를 사용해서는 안 됩니다. 면역력이 떨어지지 않도록 관리하는 것도 중요합니다.

치질로부터
내 몸을 지키는 법

물론 사람마다 모두 다르겠지만 치질을 경험하는 사람들 대부분이 치질 자체를 부정하고 싶어 합니다. '작은 덩어리가 만

저지긴 하는데… 설마 치질은 아니겠지? 아닐거야'라고 부정하며 몇 개월에서 최대 몇 년까지 치질과 함께 동고동락하지요. 그러다 빨간 피가 변기를 가득 채우고서야, 의자에 앉지 못할 정도의 통증을 겪고 나서야, 덩어리가 커져 생활이 불편해지고 나서야 병원을 찾습니다. 하지만 그때는 늦습니다.

치질은 초기에 병원을 방문하면 약물치료로 얼마든지 완치할 수 있지만 한참 진행된 뒤에는 수술을 해야 하는 경우가 많아요. 만약 치질 증상이 나타난다면 악화되어 만성 치질로 발전하기 전에 반드시 병원을 찾아 적절한 치료를 받아야 합니다. 동시에 생활습관과 식습관을 개선해야 합니다.

무엇보다 올바른 배변습관을 갖는 것이 중요합니다. 변기에 앉아 책이나 스마트폰 삼매경에 빠져 있으면 자연스레 화장실에 머무는 시간이 길어집니다. 또 변비로 인해 항문에 필요 이상의 힘을 주는 습관은 복압을 증가시켜 항문 주위 조직을 압박합니다. 이 상태가 지속되면 치질 발생 가능성이 매우 커집니다.

따라서 배변 시간은 3분을 넘지 않도록 신경 쓰고, 3분 이내 변을 보지 못하면 과감히 중단하는 게 좋습니다. 저는 제 환자들에게 바지를 내리는 시간까지 포함하여 3분 내에 모든 일을 끝내라고 이야기할 정도로 화장실에 오래 앉아 있는 습관은 반드시 피하라고 조언합니다.

더불어 평소 좌욕을 하는 것도 도움이 됩니다. 좌변기 위에 좌욕기를 올려놓고 40~41℃ 정도의 온수를 가득 채운 후 약 3분간 엉덩이를 담그고 앉으면 혈액순환이 원활해집니다. 앞서 설명했듯 원활한 혈액순환은 장의 연동운동도 촉진하기 때문에 화장실에 머무는 시간을 줄일 수 있지요. 또 자전거나 승마, 골프, 역도 등 항문압을 높이거나 자극을 줄 수 있는 무리한 운동을 삼가는 것도 도움이 됩니다.

변비는 치질의 씨앗이라고 할 정도로 치질을 발생시키는 주요 원인 중 하나입니다. 그러니 식이섬유와 물을 충분히 섭취해 변비가 발생하지 않도록 신경 써야 합니다. 김·다시마·콩·고구마·감자·사과·당근 등은 섬유질을 풍부하게 함유하고 있으면서 열량이 낮아 장운동은 물론 건강에도 도움이 되는 식재료입니다. 식사 때마다 이러한 음식을 챙겨 먹으며 나의 장 건강을 관리하는 것이 치질을 예방하는 방법입니다.

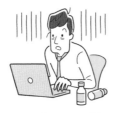

과음, 과로, 스트레스

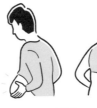

비만

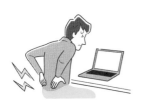

장시간 앉아 있는
생활습관

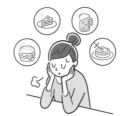

무리한
다이어트

변비
(배변을 오래 보는 습관)

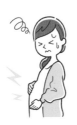

임신과 출산

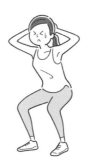

복압이 커지는 무리한 운동

코로나가 전 세계를 집어삼킨 지난 3년간 이른바 '칩거 변비'를 호소하는 이들이 많아졌습니다. 코로나로 외부 활동이 제한되며 집 안에 머무는 시간이 늘고 활동량이 줄었기 때문이지요. 운동량이 줄어드니 배고픔을 덜 느껴 자연스레 소식하게 되고, 그러니 장운동도 감소합니다. 이는 결국 변이 가늘어지거나 아예 화장실에 가지 못하는 변비로 이어지게 됩니다. 코로나 시대가 끝나가며 활동량이 다시 늘어난다 해도 칩거 변비를 방치한 시간이 길다면 그대로 습관이 되었을 확률도 높습니다.

혹시 오늘도 돌덩어리 같은 변을 두고 직장과 항문이 밀당

중인가요? 직장에서는 '당장 내보내!'라고 외치고 항문에서는 '조금 더 기다려!'라고 외칩니다. 이 둘의 밀당에 우리 몸은 몸살을 앓지요.

변비로 인해 나타나는 가장 첫 증상은 소화불량과 염증 반응입니다. 염증 물질이 혈액을 타고 온몸을 돌아다니면서 조직과 세포를 손상시키지요. 또 독소를 품은 변이 몸 밖으로 나가지 못해 온몸이 무겁고 배에는 가스가 차며 의욕도 떨어집니다. 두통이나 빈혈이 나타나기도 하고 기미와 잡티, 여드름을 유발하기도 합니다. 이 상태가 만성으로 진행될 경우 치질이나 염증성 장질환, 드물지만 대장암까지 진행될 수 있어요.

이처럼 온몸에 폐를 끼치는 변비는 의학적으로 주 3회 미만의 배변을 말합니다. 하루 이틀 화장실에 가지 못한 것은 괜찮습니다. 사흘에 한 번 화장실에 가는 정도는 정상에 속해요. 하지만 4일부터는 배변 시 변이 딱딱하게 뭉친 상태일 수 있으므로 변비로 판단합니다. 배변 횟수 외에도 배변 시 과도하게 힘을 주거나, 통증이 있거나, 잔변감이 계속 남는 경우, 복부팽만감이 느껴지는 경우도 변비입니다. 그 자체로 심각한 병은 아니지만 병에 걸리기 쉬운 몸으로 만드는 변비는 도대체 왜 생기는 걸까요?

우리가 몰랐던 수많은
변비의 요인

사실 대변을 보는 시간은 단 몇 분에 불과합니다. 매우 짧은 시간이지요. 하지만 대장과 항문은 배변이 이루어지기까지 엄청난 시간을 투자하며 하루 종일 배변을 위해 움직인다 해도 과언이 아닙니다. 그러나 안타깝게도 다양한 요인이 이들의 결과물을 방해합니다. 바로 변비라는 이름으로 말이지요.

변비를 일으키는 원인은 정말이지 다양합니다. 이를 크게 세 가지로 나누면 다음과 같습니다. 장 기능이 저하되어 생기는 기능성(이완성) 변비, 몸의 컨디션이나 스트레스, 다이어트 등으로 일시적으로 발생하는 단순(습관형·경련성·과민성대장증후군) 변비, 마지막으로 암이나 치질 등 직장 항문의 질병 등에 의해 생기는 기질성(출구폐쇄형) 변비이지요.

그중 이완성 변비는 장의 연동운동이 굼떠서 발생해요. 장이 세월아 네월아 움직이다 보니 대변을 잘 밀어내지 못하는 거예요. 반대로 장운동이 지나치게 활발해 생기는 것이 경련성 변비입니다. 변이 직장으로 내려오면 장이 경련을 일으키면서 변을 확 쥐어짜 위(구불경장)로 올려보내 버리는 것이지요. 결국 직장에 변이 남아 있지 못해 발생하는 변비예요. 마지막으로 출구폐쇄형 변비는 치질 덩어리가 항문을 막거나 만성 치열 때문에 항문이 좁아진 경우, 크론병 같은 자가면역질환으로 인해 항문에 궤양이 생겨 출구가 막히는 경우예요.

기질성 변비는 대장암·궤양성 대장염·갑상선 기능장애·당뇨 등의 질병이 원인이 되어 발생하며, 일시적으로 겪는 단순 변비는 생활습관과 밀접한 관련이 있습니다. 섬유질과 수분 섭취 부족, 스트레스, 다이어트, 변을 참는 습관, 운동 부족 등이 원인입니다.

그중 굶는 다이어트는 변비의 최대 적입니다. 다이어트를 하는 사람들 대부분이 가장 먼저 식사량을 줄이는데, 소식은 대변의 양을 줄이고 장운동을 더디게 만드는 주요 원인이에요. 결국 변이 대장을 통과하는 시간이 길어지며 변비가 발생하는 것입니다. 그렇다고 다이어트를 포기할 수도 없는 노릇이고, 이럴 때는 어떻게 해야 할까요?

식사의 총량을 줄이는 대신 칼로리와 섬유질의 구성 비율을 바꾸면 됩니다. 평소 식사에서 100만큼의 양 중 칼로리가 60%, 섬유질이 40%의 비율을 차지하고 있었다면 그 비율을 칼로리 40%, 섬유질 60% 구성으로 바꾸는 거예요. 이를 통해 몸 밖으로 내보내는 양을 늘리는 것이지요. 무작정 식사량을 줄이면 수분은 물론 비타민, 미네랄 등이 부족해 영양 불균형이 올 수 있고 신진대사 과정에도 악영향을 끼칩니다. 그러니 다이어트를 할 때는 '소식과 단식=변비'로 이어진다는 사실을 잊지 말고 식사 구성에 더욱 신경 써야 합니다. 결국 다이어트는 식사량을 줄이는 것이 아니라 섭취 칼로리 양을 줄이는 것임을 명심하세요.

변비약은 착하지 않다

변비로 인해 고통받는 사람들은 괴로움에서 벗어나기 위해 종종 관장약이나 변비약을 구매해 복용하기도 하지요. 단도직입적으로 말하면 일시적으로 변비약을 복용하는 경우를 제외하고, 장기간 습관적으로 변비약을 복용하면 오히려 변비를 악화시킬 수도 있습니다. 특히 의사의 처방 없이 임의로 변비약을 복용하는 것은 더욱 좋지 않습니다.

변비약을 몇 년간 지속적으로 복용하면 장점막이 시커멓게 변할 정도로 장에 많은 자극이 가해집니다. 많은 자극을 느낀 장은 음식물이 들어와도 더 이상 운동할 생각을 하지 않아요.

자극을 느끼지 못할 정도로 무감각해지기 때문이지요. 결국 변비를 없애려 먹은 약이 오히려 장이 무감각해 발생하는 이완성 변비를 유발합니다.

돌처럼 딱딱한 변 때문에 항문이 찢어지는 경우도 있는데, 이 괴로움을 줄이기 위해 변의 상태를 무르고 가늘게 만드는 약을 복용하는 사람들도 있지요. 화장실을 갈 때마다 느껴지는 고통을 줄이기 위해, 또 더 이상 항문이 찢어지는 것을 막기 위해 약을 복용하는 경우예요. 하지만 연화제 변비약은 당장의 통증은 가라앉힐지 몰라도 항문이 점점 좁아지게 만들어요. 결국 만성 치열로 발전할 가능성이 높아지지요.

그렇다고 무조건 변비약을 멀리하라는 말은 아닙니다. 변비가 심해져 단단한 변이 항문을 꽉 막고 있거나 복통이 이어질 때 그리고 만성 변비인 경우에는 변비약이 고마운 해결사가 되어주기도 해요. 자신의 현재 상태를 정확히 파악하고 대장 내 대변의 부피를 키워 장벽을 자극해 배변을 유도하는 약, 변을 묽게 만드는 약, 장운동을 촉진하는 약 등 적절한 약을 의사의 처방에 따라 복용한다면 분명 도움이 됩니다. 하지만 이 또한 한 달에 1~2번 정도가 적당합니다. 변비약을 매일 습관적으로 복용하는 것은 반드시 금해야 합니다.

Q **변비가 심한데 설사약을 먹어도 될까요?**

A 굉장히 위험한 행동입니다. 우리가 때를 밀면 피부를 보호하는 각질 세포층까지 모두 벗겨지듯 설사약을 먹고 과도한 변을 볼 경우 장점막까지 벗겨져 나갈 수 있어요. 마치 옷을 입고 가다가 벽에 대고 맨 팔을 비비는 것과 마찬가지인 상황이지요.

변은 장점막에 붙어 있는 것이 아니라 장을 지나치는 것입니다. 지나가는 속도가 빠르냐 느리냐의 차이일 뿐이지요. 정체 변은 있을 수 있어도 잠자는 변은 없어요. 따라서 억지로 설사약을 먹어 변을 내보내는 행동은 애꿎은 장점막만 손상시키는 행동일 뿐이에요.

명쾌한 변비 솔루션을
찾고 있다면

변비를 해결하기 위해서는 약을 먹기보다 근본적인 원인을 찾아 개선하는 것이 중요합니다. 잘못된 식습관과 생활습관만 바로잡아도 변비는 어느 정도 개선할 수 있어요.

우선 식이섬유가 풍부한 음식과 물을 충분히 섭취해야 합니다. 수용성 식이섬유는 변을 부드럽게 만들고, 불용성 식이섬유는 대장 내에서 수분과 결합해 대변의 양을 늘리고 장 연동운동을 도와줘요. 충분한 수분 섭취는 변을 부드럽게 만들어 원활한 배변을 돕고 신진대사를 촉진하지요. 따라서 식이섬유는 하루 20~25g 정도, 물은 하루 1.5~2L 정도 마시는 것이 좋습니다.

식이섬유가 많은 식품은 도정이 덜 된 곡류(현미, 통밀, 보리 등), 콩, 두부, 미역, 사과 등이 있어요. 단 변비 해소에 도움이 된다고 이러한 식품을 과도하게 섭취할 경우 복부에 가스가 차면서 배가 부글거릴 수 있습니다. 반드시 자신의 상태를 체크하며 조금씩 섭취량을 늘려가세요.

규칙적인 운동도 필수입니다. 운동이 부족하면 장을 둘러싼 근육이 무력해지고 장이 처져 변비가 생기기 쉽습니다. 조깅이나 빠르게 걷기 등 장이 출렁이는 운동을 규칙적으로 실행해 장운동을 활발하게 만드는 것이 중요합니다.

식이섬유, 물, 운동 이 세 가지는 변비 타파를 위한 가장 강력한 해결책이에요. 자신의 상황을 개선하고 싶다면 이 세 가지를 꾸준히 실천해 보세요.

변비약, 제대로 알고 사용합시다!

변비 환자의 3분의 2 이상이 약을 먹을 필요가 없는 상황에서도 변비약을 남용해 오히려 병을 악화시킵니다. 이러한 상황을 피하고 변비약을 똑똑하게 활용하려면 하제의 특성을 파악하는 것이 중요합니다. 변비약은 역할에 따라 팽창성 하제, 삼투압성 하제, 자극성 하제로 나뉘는데 각각의 약을 언제 사용하는지 자세히 살펴보면 변비약 사용에 더욱 유용할 거예요.

팽창성 하제

약에 함유된 식이섬유가 대변의 부피를 늘려줍니다. 그렇게 커진 변이 장벽을 자극하고 장점막에 압력을 가해 배변을 유도하는 원리이지요. 팽창성 하제는 식이섬유 공산품으로 물에 녹여 마시는 분말제형, 입에 넣고 물과 함께 삼키는 과립형, 일정량을 담은 캡슐형이 있어요. 장시간 사용해도 부작용이 적은 편이기 때문에 초기 변비 환자에게 유용합니다.

삼투압성 하제

대장 내의 수분 함량을 높여 변을 묽게 만들고 장운동을 촉진해 배변을 돕습니다. 약과 함께 많은 물을 마시는 것이 효과를 더욱 높이는 방법이에요. 다만 신장 기능이 저하된 환자나 고령의 환자는 고마그네슘 혈증이 발생할 수 있으므로 의사와 상담한 후 복용해야 합니다.

자극성 하제

시중에서 유통되는 변비약의 대부분이 자극성 하제입니다. 대장의 점막하신경을 자극해 배변을 유도하는 방식입니다. 효과는 빠르지만 장기간 복용하면 내성이 생겨 복용량을 늘려야 할 수 있어요. 대장 내 수분이 손실되고 장운동이 둔해지는 무력증이 생기기도 하고, 사용 후 복통이 동반되기도 합니다.

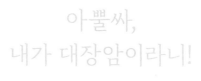

아뿔싸,
내가 대장암이라니!

"똥에 피가 섞여 나와요."

"가만히 있어도 배가 살살 아파요."

"아무것도 나오지 않는데 계속 화장실에 가고 싶은 기분이에요."

대개 이런 증상을 가볍게 여기다 혹시나 하는 마음에 병원을 방문했다 깜짝 놀라는 환자가 많습니다. 별거 아닐 거라 여겼는데 대장암, 그것도 3기라는 진단을 받는 경우가 많아요. '암'이라는 단어가 주는 공포는 실로 엄청납니다. 특히 아무런 증상도 나타나지 않았는데 건강 검진을 하다 갑작스럽게 마주하

남녀 전체 주요 암종 발생률

(단위: 명/10만 명)

	2010년(405.1)	2020(482.9)	
갑상선암	72.2	56.8	갑상선암
위암	60.3	56.4	폐암
대장암	51.7	54.3	대장암
폐암	41.5	51.9	위암
간암	31.9	48.5	유방암

게 되는 대장암은 말 그대로 충격 그 자체입니다.

2020년 국가암등록통계에 따르면 우리나라 전체 암 중 3위를 차지할 정도로 대장암은 위협적이면서도 흔한 질환입니다. 사실 대장암은 나이 많은 사람들이 걸리는 병이라는 선입견이 있어요. 그런데 지난해 국제의학저널 《랜싯Lancet》에 발표된 논문을 보면 결과가 매우 충격적입니다. 한국의 20~49세 대장암 발생률이 조사 42개국 가운데 가장 높게 나타났습니다. 한국이 '젊은 대장암(50세 미만인 20~40대에서 발생하는 대장암)'으로 세계 1위를 차지한 것이죠. 과거 서양 사람들이 많이 걸려 '선진 국병'이라는 별명까지 얻었던 대장암이 한국에서 이리도 많이 발생하는 이유는 무엇일까요?

동물성 지방이
대장암을 몰고 온다?

대장암 발병이 급증한 이유로 가장 먼저 꼽을 수 있는 원인은 바로 서구화된 식습관입니다. 과도한 동물성 지방, 특히 고기 섭취가 늘어난 탓이지요. 대장암은 소, 돼지, 양 같은 적색육과 햄, 소시지 같은 가공육 섭취와 관련이 있습니다. 우리나라도 예전에 비해 육류 위주의 식습관이 자리 잡으면서 자연스레 대장암의 발병 위험이 커진 것이지요.

동물성 지방을 과다 섭취하면 이를 분해하기 위해 담즙산이 많이 분비됩니다. 과다 분비된 담즙산이 대장으로 이동하면 장 내에 서식하는 세균이 담즙산을 분해하면서 여러 대사산물이 생성되지요. 문제는 바로 이때 발생해요. 생산된 독성 부산물이 대장 점막 세포를 자극하고 손상시켜 대장암 발생률을 높입니다.

또 과다 분비된 담즙이 소장에서 모두 흡수되지 못하고 대장으로 많은 양이 유입되면 대장 점막을 손상시킵니다. 그런데 이 과정이 반복되면 발암물질로 전환되어 버려요. 이때 운동부족이나 변비로 인해 장운동이 느려지면 발암물질과 장점막의 접촉 시간이 길어집니다. 그 결과 장벽이 자극을 받아 손상되면서 대장암을 유발하는 것이지요.

이 외에도 대사증후군이나 염증성 장질환을 앓고 있다면 대장암 발병에 취약합니다. 유전적 요인 역시 무시할 수 없어요. 가족 중 대장암이나 대장 선종을 앓은 사람이 있다면 그렇지 않은 사람에 비해 대장암에 걸릴 확률이 매우 높습니다. 전체 대장암의 약 5%는 부모로부터 돌연변이나 결함 유전자를 물려받아 생깁니다. 특히 대장암 가족력이 있는 경우 20대에 대장암이 발견되기도 하니 더욱 유의합니다. 또한 혈변을 보고 대변 굵기가 가늘어졌거나 변비, 복통 등의 증상이 발생했다면 대장암을 의심해봐야 합니다.

조기 발견만이 답이다

그런데 알고 있나요? 대장암은 미리 알아채기가 매우 힘든 병이기도 합니다. 암이 상당히 진행된 상태, 즉 3기가 되어서야 증상이 발현되기 때문입니다. 사실 대장암 1기나 2기에 발견만 된다면 복강경(내시경)으로 간단히 수술도 가능합니다. 문제는 1~2기일 때는 아무런 증상이 없어 알아챌 수가 없다는 것이지요. 대장암이 배 속에서 커지고 있어도 본인은 암을 인지하지 못합니다. 그래서 흔히들 대장암을 '바보암'이라고도 불러요.

대장암 역시 예방이 중요하지만, 그다음으로 중요한 것은 조기에 발견하는 것입니다. 따라서 아무런 증상이 없을 때에도 정기적으로 건강 검진을 받아 건강 상태를 살피는 것이 중요해요. 40세 이상부터는 5년, 50~60대는 3년에 한 번씩 대장내시경검사를 받아야 합니다. 최근에는 젊은 대장암 발병률이 높아진 만큼 30대에도 한 번쯤 대장내시경검사를 진행하는 것이 좋습니다. 그런데 젊은 층은 대부분 자신의 건강에 자신감을 갖고 있어요. 변에 피가 묻어 나와도, 원인을 모르는 복통이 생겨도, 갑작스럽게 체중이 감소해도 대수롭지 않게 여겨요. 그러다 보니 검사가 늦어져 대장암이 상당히 진행된 후 발견하는 경우가 많습니다.

대장암은 발견 즉시 수술로 제거하는 것이 원칙입니다. 초기에 발견할수록 완치율도 높아지지요. 국가암등록통계에 따르면 대장암은 우리나라에서 세 번째로 많이 발병하지만 5년 생존율은 74%로 다른 암에 비해 더 높습니다. 대장암의 공포에서 벗어나려면 조기 발견만이 답입니다. 대장암에서 누구도 자유로울 수 없어요. 그러니 나라고 예외라 생각 말고 꾸준히 관리하며 검진을 빠뜨리지 않도록 합시다.

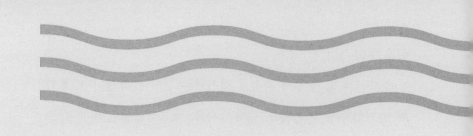

Part 2

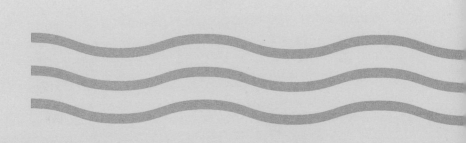

가벼운 하루를 시작할
당신을 위해

당신의 하루를

가볍게 만드는

식습관

'바쁘다 바빠!'라는 말을 입에 달고 사는 사람들. 그래서일까요. 식사 시간도 특급 열차를 탄 것마냥 순식간에 끝나버리곤 합니다. 많은 사람들이 음식을 몇 번 씹지도 않고 대충 꿀꺽 삼켜요. 이들은 꼭꼭 오래 씹는 사람들을 보고 답답해하기도 합니다. 연구에 따르면 우리나라 사람들의 식사 시간은 5분 미만이 7%, 5~10분 미만이 44.4%, 10~15분 미만이 36.2%라고 합니다. 10명 중 9명이 15분을 넘지 않는 셈입니다. 상당히 짧은 시간이지요. 그런데 이런 식습관을 그대로 유지해도 건강에 괜찮을까요?

식사가 15분 만에 끝난다는 것은 입 안에 많은 양의 음식을 넣는 동시에 씹는 횟수가 적다는 뜻이기도 합니다. 이렇게 대충 씹은 상태의 음식물이 한꺼번에 위로 내려가면 어떻게 될까요? 음식물이 위에 머무르는 시간이 길어지면서 위 점막이 위산에 오랫동안 노출됩니다. 그러면 소화기능이 떨어져 소화불량을 일으키기 쉬워요.

흔히들 더부룩한 느낌이 들 때마다 소화제를 먹으며 그냥 넘기곤 하는데, 사실 소화불량은 이렇게 가벼이 여길 일이 아닙니다. 각종 질병의 원인이 되기 때문이에요. 위를 괴롭히다 내려온 소화가 덜 된 음식물은 소장과 대장의 긴 터널을 지나면서 부패합니다. 각종 영양소의 변성으로 유해물질이 증가하고 독소가 만들어지며, 장에 노폐물이 축적되어 변비가 생기지요. 또 탁해진 혈액이 몸 안을 돌아다니며 염증을 일으킵니다. 혈액순환에 문제가 생기면서 신진대사도 저하되고 이는 당뇨나 고지혈증, 뇌질환, 심혈관질환 등 무서운 질병으로 이어질 수 있습니다.

게다가 건강을 유지하는 데에는 무엇을 먹느냐도 중요하지만, 어떻게 먹느냐도 중요합니다. 잘게 부숴서 먹는지 혹은 대충 삼키는지가 건강, 특히 장 건강에 더 큰 영향을 미친다는 사실을 반드시 인지해야 합니다.

잘게 부숴야
소화·흡수가 잘 된다

"음식을 잘 소화하는 사람은 불치병이 없다."

소화의 중요성을 강조하는 인도 속담입니다. 실제로 건강을 유지하기 위해서는 무엇보다 소화가 잘되어야 합니다. 아무리 몸에 좋은 음식을 먹는다 해도 소화시키지 못하면 독소와 노폐물이 될 뿐입니다.

흔히들 소화는 위에서 시작해 소장에서 마무리된다고 생각합니다. 물론 있는 힘껏 소화 작업을 하는 것은 소장이 맞지만 그 시작은 위가 아닙니다. 우리가 먹은 음식이 소화되는 작업의 진짜 시작은 입에서부터 이루어집니다. 체내에서 소화 작용이 잘 이루어지려면 무엇보다 입에서 음식을 최대한 잘게 부숴야 합니다. 그래야 음식물의 표면적이 넓어져 소화 효소가 많이 달라붙을 수 있습니다.

가로세로 높이가 10센티미터인 정육면체 음식물이 있다고 생각해 봅시다. 한쪽 면의 표면적은 10 곱하기 10이니 100제곱센티미터이고, 정육면체 6개 면의 총 표면적은 600제곱센티미터입니다. 그런데 10센티미터를 1센티미터로 쪼개볼까요? 1

곱하기 1이니 1제곱센티미터, 총 표면적은 6제곱센티미터입니다. 이러한 작은 정육면체가 큰 정육면체 한쪽 면에 100개 들어갈 수 있으니 다 합치면 600제곱센티미터가 됩니다. 큰 정육면체의 높이가 10센티미터이니 600 곱하기 10, 그 결과 작은 정육면체의 표면적은 총 6,000제곱센티미터입니다. 즉 정육면체 음식물을 잘게 쪼개면 쪼갤수록 표면적이 600에서 6,000으로 10배 늘어나는 것이지요. 표면적이 10배 늘어났다는 얘기는 그만큼 소화 효소가 10배 더 많이 달라붙을 수 있다는 뜻입니다.

음식물의 크기에 따른 표면적 비교

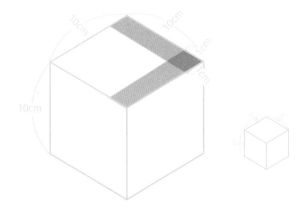

그렇다면 왜 음식물에 소화 효소가 많이 달라붙게 만들어야 할까요? 소화 효소가 많아야 음식물이 분해되는 양이 많아지고 결국 몸으로 흡수되는 양도 많아지기 때문입니다. 사실 아무리 강력한 이로 음식물을 씹고 위와 장이 힘차게 뒤섞는다 해도 소화 효소가 없으면 제대로 소화되지 않아요. 소화 효소가 없으면 신체는 소화 과정을 수행할 수 없습니다.

소화 효소는 몸 안에서 음식물을 빠르게 분해하는 역할을 합니다. 마치 작은 가위와 같은 일을 해요. 음식물이 체세포의 크기와 같아질 때까지 아주 잘게 분해하지요. 따라서 소화 효소가 제 역할을 철저히 할 때 소화가 잘되고 흡수량도 많아집니다.

만약 소화 효소가 부족하면 어떤 일이 발생할까요? 가장 먼저 소화불량이 발생해 영양분 흡수가 제대로 일어나지 않습니다. 또 흡수되지 않은 잔여 영양 음식물이 장내에서 부패해 노폐물과 독소가 만들어져요. 이 독소는 혈관으로 스며들어 온몸으로 퍼져나갈 수도 있지요. 결국 몸 전체의 신진대사가 망가지고 피로가 점차 누적됩니다. 피부나 관절 등에도 이상 신호가 나타날 수 있어요.

소화력이 좋아지는 가장 첫걸음은 음식물을 꼭꼭 씹는 것입니다. 한번 음식물을 삼키면 20~30회 정도 오래 씹어야 음식물이 잘게 부서지면서 소화 효소가 골고루 닿을 수 있습니다. 씹는 행위가 단순히 음식물을 목구멍으로 넘기기 위한 행동이 아니라 원활한 소화를 위해, 더 나아가 우리 몸 전체의 건강을 위한 행동임을 기억해야 합니다.

식후에 마시는 물이 소화를 돕는다

수분 섭취는 매우 중요해서 아무리 강조해도 모자랍니다. 우리 몸의 60~70%를 차지하는 물은 생명을 유지하는 필수조건이지요. 근육의 약 75%, 심장의 약 85%, 뇌의 약 75%가 수분으로 이루어져 있으며 세포에서 일어나는 화학 반응 역시 수분이 있어야 정상적으로 돌아갑니다.

물을 충분히 섭취했을 때 얻을 수 있는 가장 큰 장점 중 하나는 변비 탈출이 가능하다는 점입니다. 단단해진 변에 수분이 포함되면 부드럽게 변해 더 쉽게 배출되어요. 또 온몸에 수분이 가득하면 혈액순환이 원활해지며 푸석한 피부도 개선됩니다. 화장실도 더 자주 가게 되면서 몸속의 독소와 노폐물도 더 많은 양이 쉽게 제거되고 신진대사가 원활해지며 피로 회복도 빨라져요.

물 마시기의 이점이 이토록 많은 까닭에 물을 자주 마시라 권유하긴 하지만, 반대로 물을 마시는 것이 건강에 좋지 않다고 여겨질 때도 있습니다. 밥과 함께 물을 마시거나 밥 먹은 직후에 바로 물을 마실 때예요. 식사 도중이나 직후 곧바로 물을 많이 마시면 소화 효소가 희석되어 소화 기능이 떨어진다는 주장이지요.

하지만 이는 잘못된 오해입니다. 이 주장을 뒷받침하는 과학적 근거는 없어요. 오히려 식사 후 따뜻한 물을 마시면 소화 효소가 음식물에 더욱 잘 달라붙어 소화가 더 잘될 수 있어요. 지금부터는 그 원리에 대해 자세히 설명해 보겠습니다.

음식물과 함께 공기가 입으로 들어가면 음식물 사이사이 빈 공간에 공기가 채워집니다. 그런데 이 상황에서는 소화 효소가 음식물 사이 공간을 파고들기 힘들어요. 이때 물을 한 컵 마시면 음식물 사이 공기로 채워져 있던 빈 공간에 물이 채워지면서 소화 효소가 그 사이 공간에 물과 함께 스며들 수 있습니다. 그 덕에 탄수화물을 분해하는 효소, 단백질과 지방을 분해하는 효소가 각자의 역할을 보다 충실히 해내 소화 작업이 착착 이루어지지요.

만약 물을 마시지 않아 음식물 사이에 공기가 가득한 채로 장에 내려가면 어떻게 될까요? 음식물 주변이 공기로 채워져 있기 때문에 소화 효소가 접촉하지 못하고, 그렇기에 소화되지 않은 상태 그대로 부글거리며 대장으로 넘어갑니다. 앞서 설명한 대로 미처 소화되지 못한 음식물은 장에 오랜 시간 머물며 부패하기 시작하고 독소와 노폐물로 변해 우리 신체를 공격하는 활동을 시작합니다.

우리가 알고 있는 바른 식사법 중에는 오류가 포함된 경우도 있습니다. 식후에 섭취하는 물도 이러한 오해에 해당돼요. 식사 후에 물을 마셔도 소화에는 문제가 없고, 물을 마셨을 때 소화가 더 잘된다면 얼마든지 마셔도 좋습니다.

그렇다면 하루에 얼마나 많은 양의 물을 마셔야 할까요? 사람은 호흡, 소변, 땀으로 매일 2리터의 수분을 배출합니다. 따라서 하루 종일 틈틈이 최소 물 1.5리터를 마셔 체내 수분이 꾸준히 몸 안에서 순환하도록 만드는 것이 좋습니다.

특히 아침에 일어나 공복에 물을 한 잔 마시는 것을 추천합니다. 공복 상태에서 물을 마시면 위장을 자극해 소화 활동을 촉진하고 노폐물 배설에도 도움을 줍니다.

{ 나의 장 라이프 스타일을
점검하라 }

한때 해독주스와 디톡스 열풍이 불면서 인기 있었던 적이 있지요. 지금도 여전히 많은 사람들의 이목을 끄는 주제입니다. 건강과 다이어트를 다루는 채널과 SNS는 물론 홈쇼핑에서도 이와 관련한 여러 제품을 판매하는 것만 봐도 사람들의 관심을 짐작할 수 있어요.

해독주스, 디톡스, 장 리셋과 같은 용어들은 모두 '장'과 관련이 깊습니다. 장을 깨끗이 비워내면 건강해지고 질병이 사라지며 살도 빠진다는 것이 그들의 주장이지요. 늘 장에서 꾸룩꾸룩 소리가 나고 설사와 변비를 달고 사는 사람들에게는 솔깃한

얘기가 아닐 수 없습니다. 그렇다면 정말로 장을 깨끗하게 비워내는 것이 건강에 좋을까요?

음식을 소화하고 흡수하는 장이 평생 건강을 좌우하는 마스터키임은 사실입니다. 우리 몸에서 가장 중대한 역할을 수행하는 기관이기 때문이에요. 그렇기에 이토록 중요한 장이 독소와 노폐물로 가득 차면 이루 말할 수 없을 만큼 다양한 질환이 몰려들기 시작합니다. 변비, 설사, 만성 복통, 과민성대장증후군뿐 아니라 류머티즘, 아토피, 두드러기 심지어 암까지 발생할 수 있어요. 장을 사수해야 하는 이유입니다. '비움', 즉 배설이라는 방법으로 말이지요.

무리한 장 리셋은 피해야

이러한 이유로 많은 사람이 장을 비워내는 것이 건강을 위한 길이라 생각합니다. 이를 실천하기 위해 장 해독에 좋다는 건강보조식품이나 제조 음료 등을 섭취해요. 하지만 장을 씻어낸다고 알려진 제품 중에는 그 효과를 뒷받침하는 과학적 근거를 갖추지 못한 것이 많습니다. 오히려 일시적 자극을 통해 장운동을 촉진하는 방식이라 궁극적으로는 장 건강에 도움이 되지 않는 경우가 더 많아요.

사실 배설을 통해 장 리셋을 이룬다는 개념 자체는 나쁘거나 틀린 말이 아닙니다. 다만 어떤 방법으로 장을 비워내느냐가 건강을 좌우한다는 것을 명심해야 합니다. 가장 좋은 방법은 인위적인 의약품을 통해서가 아닌, 올바른 식재료를 섭취해 자극 없이 장을 비워내는 것입니다. 물이나 이온음료, 식이섬유 등 건강한 음식을 통해서도 충분히 장을 깨끗이 만들 수 있어요. 몸속 노폐물을 없애기 위해 '마법의 약'이 따로 필요하지 않다는 말입니다.

장 비움은 장 건강을 회복하는 데 도움이 되지만 그 전에 선행되어야 할 것이 있습니다. 바로 나의 장 상태가 어떤지 파악하는 것입니다. 건강한 장을 만들고 싶다면 현재 내 장의 상태가 어떤지부터 제대로 점검하고 파악한 뒤 잘못된 식습관과 생활습관을 고쳐나가야 합니다. 그런데 우리는 장에 대해 얼마나 많이 알고 있을까요? 우리의 장은 건강한가요?

대장의 출구시간을
확인하라

장 비움을 시도하기 전에 장이 제대로 작동하고 있는지 나의 장운동 상태를 먼저 확인해 봅시다. 장운동이 원활하게 움직여 규칙적으로 배변하고 있다면 굳이 애쓰며 장 청소를 할 필요가 없어요. 가만히 놔두어도 공부 잘하는 아이를 굳이 혼내며 공부해라 다그칠 이유가 없는 것처럼 말입니다.

방법은 어렵지 않습니다. '입으로 들어간 음식이 얼마 만에 항문으로 배설되는가'를 살피면 됩니다. 다시 말해 대장의 출구시간을 확인하는 것이지요. 직장인이 일정한 출퇴근 시간을 지켜야 하듯 입으로 들어간 음식물 역시 일정한 시간 내에 배출되어야 합니다. 그래야 가볍고 건강한 장을 유지할 수 있습니다.

나의 대장 출구시간을 확인하기 위한 특별한 메뉴가 있습니다. 바로 선지해장국입니다. 선지해장국을 섭취한 뒤 얼마큼의 시간이 지난 뒤 시커먼 변을 보는지 확인하는 거예요. 하루 이틀, 혹은 3일 안에 화장실에서 검은 변을 확인했다면 장이 정상적으로 활발히 움직이고 있다는 뜻입니다. 보통 변은 24시간,

늦어도 72시간 내에 배출되기 때문입니다.

그런데 5~6일 만에 변으로 나온다면 신경을 곤두세우고 강력한 대책을 마련해야 합니다. 물과 이온음료를 충분히 마시고, 조깅 등으로 장 연동운동을 촉진해야 합니다. 이 활동이 모두 끝난 다음 선지해장국을 한 번 더 먹어 다시 배변시간을 확인합니다. 3일 내에 시커먼 변이 나온다면 장의 라이프스타일을 정상적으로 되돌렸다는 의미입니다. 반면 여전히 5~6일이 지나서야 신호가 온다면 장에 이상이 생겼다는 의미일 수 있으니 병원을 찾아 내시경검사를 하거나 진료를 받는 것이 좋습니다.

이런 방식으로 대장의 출구시간을 확인하는 작업은 현재 내 장의 상태를 알 수 있는 가장 쉬운 방법이자 꽤 정확한 척도가 됩니다. 제시간에 규칙적으로 배변한다는 것은 장이 매우 건강하다는 증거이기도 하니 다들 시도해 봅시다.

'어떤 방법으로 장을 깨끗이 비워낼까'라는 고민은 이제 그만두세요. 제대로 배변하고 있다면 이는 곧 장이 책임감을 갖고 열정적으로 움직이고 있다는 뜻입니다. 그러면 애쓰지 않아도 비움은 저절로 이루어집니다.

장을 아프게 하는 음식을
먹고 있나요?

비우는 것만큼 채우는 것도 중요합니다. 무엇을 먹느냐에 따라 장이 건강해질 수도, 병들 수도 있어요 소화가 잘되는 착한 음식을 먹는 것은 장 입장에서도 아주 고마운 일입니다. 철야 작업을 하며 쉴 새 없이 일하지 않아도 소화와 흡수가 수월하게 이루어지니까요. 반면 자극적인 음식, 기름진 음식, 독소를 품은 음식 등을 섭취하면 장이 아픕니다. 배설할 때에도 곤욕을 치르지요.

혹시 지금 장을 괴롭히는 음식을 먹고 있지는 않나요? 그렇다면 당장 식습관을 바꿔야 합니다. 장이 좋아지는 음식을 먹어야 건강한 장을 만들고, 더 나아가 건강한 라이프스타일을 지켜나갈 수 있습니다.

지금 바로 밥상을 점검해 봅시다. 고기와 밀가루가 포함된 음식이나 기름진 음식, 매운 음식, 패스트푸드와 같은 메뉴가 식탁을 가득 채우고 있지는 않나요? 언젠가부터 식생활의 변화로 서구화된 음식이 식단을 구성하고 있는 경우가 많아요. 문제는 이러한 음식이 장 건강에 치명적이라는 사실입니다.

가장 조심해야 할 음식은 기름진 육류와 튀김류입니다. 외식의 대표 주자이기도 한 육류는 장에서 정체하는 시간이 길어 독성물질을 만들어낼 위험이 높습니다. 또 육류는 대체로 많은 양의 지방을 포함하고 있어 몸속에서 이를 소화시키기 위해 소화 효소인 담즙을 다량 생산해내는 것도 문제예요. 이처럼 대량 생산된 담즙은 대장으로 넘어와 대장 점막세포에 반복적인 자극과 손상을 입혀 세포의 분열을 촉진하고, 이로 인해 암을 유발할 수 있기 때문입니다. 빵, 햄버거, 피자 등 밀가루 음식도 피해야 할 식품입니다. 밀가루에는 소화를 방해하는 성분인 글루텐이 함유되어 있어 속을 더부룩하게 만들고 소화불량을 일으킬 수 있습니다.

장운동을 방해하는 음식도 있습니다. 바로 자극적인 음식과 매운 음식, 독소를 만들어내는 음식입니다. 이런 음식이 몸 안으로 들어가면 장점막이 자극을 받을 뿐 아니라 장운동에 영향을 주어서 장액이 과다 분비됩니다. 그러면 속이 더부룩해지며 소화·흡수가 되지 않은 채 그대로 항문으로 내려가 설사를 하게 돼요. 또 우유를 가공해 만든 치즈나 고기를 가공한 햄, 밀가루로 빚어낸 과자, 지방과 당을 섞어 만든 아이스크림과 같은 음식도 장을 혹사시키는 음식이에요. 각종 첨가물을 넣어 열로 가공 처리해 소화가 힘든 음식을 섭취하면 소화불량이 생기고 신진대사에도 문제가 발생해요. 음식물이 부패해 독소가 만들어지기도 합니다.

장내 환경을 악화시키는 음식을 최대한 멀리해야 합니다. 물론 해롭다는 것은 알고 있음에도 가끔은 참을 수 없을 만큼 달콤하거나 매콤한 음식의 유혹에 빠져들 때도 있지요. 그래도 괜찮습니다. 열 번 중 한 두 번이라도 먹지 않으려 노력하면 됩니다. 식습관을 바꾸기 위해 오늘부터 변하면 장 건강을 하루라도 더 빨리 회복할 수 있습니다.

◆ 30대 직장인 여성 A씨. 그녀는 오늘도 감기에 시달립니다. 환절기마다 빼놓지 않고 찾아오는 감기 때문에 몇 날 며칠을 끙끙 앓는 것이 일상입니다. 꽃가루가 흩날리는 봄에는 비염에 알레르기까지 더해져 꽃구경은 엄두도 못 낼 정도예요. 겨울에 친구들과 놀러가도 꼭 혼자만 독감에 걸려옵니다. 몇 년 전에는 조금 피곤하다 싶더니 결국 대상포진에 걸렸어요. 그 후로는 조금만 피로가 쌓여도 대상포진의 기운이 스멀스멀 올라옵니다. 30대 중반을 지나면서 병원 문지방이 닳도록 드나드는 그녀를 보고 친구들은 '걸어 다니는 종합병원'이라는 별명까지 붙이는 지

경입니다.

◆ 40대 직장인 여성 B씨. 늘 활기 넘쳐 보이는 그녀는 1년에 한 번 감기에 걸릴까 말까 해요. 만약 감기에 걸린다 해도 약을 먹고 하룻밤 자고 일어나면 언제 그랬냐는 듯 툭툭 털고 일어납니다. 가족 모두 감기에 걸렸을 때도 혼자만 멀쩡해요. 환절기만 되면 활개치는 비염이나 알레르기, 중이염 등도 그녀 주위에서는 얼씬도 하지 않습니다. B씨는 잘 지치지도 않아요. 며칠간 지속되는 야근으로 피로가 누적되어도 하루 푹 쉬고 나면 200% 충족된 것처럼 기운이 넘칩니다. 그녀에게 병원은 어쩌다 한 번 가는 낯선 곳이에요.

A씨와 B씨의 건강은 왜 이렇게 차이 나는 걸까요? 답은 면역력에 있습니다. 면역력이 좋은 사람과 좋지 않은 사람의 차이는 이렇게나 큽니다. 사실 우리를 둘러싼 모든 것에는 수많은 세균과 바이러스가 도사리고 있습니다. 하지만 면역력이 높아 세균과 바이러스의 공격에도 끄떡하지 않는다면 큰 질병으로 이어지지 않습니다. 반대로 면역력이 떨어지면 세균과 바이러스의 작은 두드림에도 건강이 무너져 내릴 수 있어요. 잠시 스쳐

지나갈 정도의 약한 감기에도 며칠을 끙끙 앓게 되는 식이지요.

면역력 없이는 건강을 유지할 수 없습니다. 특히 장 건강은 어림도 없어요. 우리 몸 최대 면역기관이 바로 장이기 때문입니다. 장이 튼튼하고 제 기능을 발휘할 때 면역력도 향상될 수 있습니다. 지금부터는 장을 지켜주는 성실한 일꾼들에 대해 알아보겠습니다. 눈치챘겠지만 장과 떼려야 뗄 수 없는 유산균과 식이섬유가 바로 그 주인공입니다.

면역력은
장 건강에 달렸다

'요즘 아무리 쉬어도 피로가 풀리지 않네', '예전에는 안 그랬던 것 같은데 왜 이렇게 쉽게 지치지?', '감기를 달고 사는 것 같아' 이런 증상이 나타났을 때 사람들은 단번에 '면역력이 매우 약해졌다'라고 생각합니다. 맞습니다. 면역력이 떨어지면 병에 취약한 몸이 됩니다. 약한 병원균이 조금만 건드려도 고스란히 당할 수밖에 없을 정도로 취약한 상태가 돼요. 면역력이야말로 건강의 척도라 할 수 있지요. 면역력의 힘에 따라 건강한 삶을 사느냐 아픈 몸으로 사느냐가 결정됩니다.

그렇다면 면역력이라는 것이 도대체 무엇일까요? 면역력은 쉽게 말해 '병을 스스로 이겨내는 힘'입니다. 또는 '병원(病原)을 이겨내는 내부의 힘'이라고도 할 수 있지요. 세균과 바이러스처럼 몸속에 들어와 질병을 일으킬 수 있는 미생물을 유해한 적으로 인지하고 맞서 싸우는 자기방어 능력입니다. 마치 영화 〈어벤져스〉 속 캡틴 아메리카가 들고 다니는 방패와도 같아요.

그렇기에 우리는 이 보호막을 최대한 지키고 강하게 만들어야 합니다. 그러려면 장을 건강하게 만들어야 해요. 면역력을 좌우하는 체내 면역 세포의 70% 이상이 장에 존재하기 때문입니다.

세균이나 바이러스가 우리 몸속에 침투하면 면역 세포는 군사요충지를 방어하는 부대처럼 그들과 전쟁을 벌입니다. 더 이상 바이러스가 몸속에서 활동하지 못하도록 공격하고 차단하는 거예요. 그런데 장 건강이 좋지 않다면 어떻게 될까요? 낮은 면역력으로 인해 낯선 침입자의 공격에 속수무책으로 당하고 맙니다. 결국 영양소와 함께 세균과 바이러스가 혈관으로 흡수되어 온몸을 돌아다니면서 질병을 일으키는 것이지요. 면역력은 장 건강에 달려 있습니다. 장을 튼튼하게 만들어 면역력을 높여야 하는 가장 큰 이유입니다.

사실 가장 좋은 방법은 면역력이 약해지기 전, 건강할 때 지키는 것입니다. 평소 꾸준히 공부하는 학생은 예고 없이 갑작스럽게 치르는 시험에서도 좋은 성적을 받을 수 있지만 평소 공부하지 않고 벼락치기로 시험을 보던 학생은 형편없는 성적표를 받지요. 면역력도 마찬가지입니다.

면역력이 좋다면 감기 정도는 거뜬히 넘기고, 심한 독감이라도 하루 이틀 약을 먹고 쉰다면 중증으로 발전하지 않습니다. 반면 면역력이 바닥을 친 사람이라면 약한 감기에도 쉽게 벗어나지 못해 늘 몸살을 앓기 쉬워요. 면역력은 좋을 때 지켜야 합니다. 이를 위해서는 평소 장이 좋아하는 식품과 유산균을 꾸준히 섭취해 장의 힘을 키워야 합니다.

장 면역력의 마스터키,
장내 세균

장에는 수천 종 이상의 신기한 미생물이 존재합니다. 무려 수십조 개나 되는 장내 세균이 장에서 활동하며 장의 건강과 기능을 좌우해요. 세균이라는 이름 때문에 자칫 몸에 해로울 거라 오해할 수도 있지만 사실 장내 세균은 우리 몸에서 없어서는 안 될 존재입니다. 장내 세균은 우리의 장에 머물며 복잡한 음식 덩어리를 쪼개어 에너지로 바꾸고 소화와 흡수를 돕습니다. 비타민을 생산하고 독이나 약을 해독하죠. 면역 세포를 활성화시켜 외부에서 갑작스럽게 들어온 바이러스나 병원균의 번식을 막기도 합니다. 면역체계를 훈련시키는 가장 중요한 트레이너이기도 해요.

이렇듯 여러 활동을 통해 장내 환경에 영향을 끼치는 장내 세균은 크게 세 가지 종류로 나뉩니다. 몸에 이로운 유익균, 몸에 해로운 유해균, 그리고 눈치를 살피다 우세한 쪽으로 변하는 중간균. 우리에게 익숙한 이름을 가진 유산균과 비피더스균은 유익균에 속하며 대장균, 포도상구균, 웰치균 등은 대표적인 유해균입니다.

여기서 한 가지 의문이 생깁니다. 유해균을 몸에서 완전히 없애버리는 것이 건강에 더 좋지 않을까? 하지만 놀랍게도 그렇지 않아요. 장내 환경에서 무엇보다 중요한 것은 균형이기 때문입니다. 유익균만으로는 좋은 장내 환경을 이룰 수 없습니다. 유익균과 유해균이 상호 조절하며 서로 견제를 할 때 우리

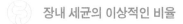

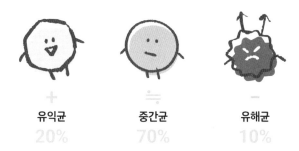

유익균	중간균	유해균
20%	70%	10%

몸은 건강한 상태를 이룰 수 있습니다.

가장 이상적인 장내 세균의 비율은 유익균 20%, 유해균 10%, 중간균 70%의 비율입니다. 이 상태를 유지하면 장내 세균이 각자의 힘을 발휘해 장이 건강하게 제 기능을 하고 면역력도 향상시킬 수 있습니다. 반면 세균들의 조화가 깨져 균형이 파괴되는 순간, 그때부터 자기치유력이 무너지고 위험이 시작됩니다. 유해균의 세력이 커지면 면역 세포가 잘 만들어지지 않아 면역력이 떨어지고 크론병 같은 자가면역질환이 생길 수도 있습니다. 병원균의 활동을 도와 대장암 같은 질환을 유발할 수도 있어요. 게다가 중간균마저 태도를 바꿔 유해균으로 변신하면서 장내 환경이 아주 악화됩니다.

이 상태에서는 유익균이 자신의 영역을 확보하기 어렵습니다. 유익균이 늘어날 수 있는 환경을 제공하고 반드시 장내 세균의 균형을 맞추려 노력해야 합니다. 유산균 제재를 매일 챙겨 먹어야 하는 이유입니다.

Plus Information

장내 세균 삼총사란?

- **유익균** 유산균과 비피더스균이 대표적입니다. 장의 연동운동을 촉진해 소화 흡수를 도와요. 장내 산성도를 유지하고 면역세포를 활성화시키며 유해균에 대한 방어력을 높입니다.

- **유해균** 장운동을 방해해 음식물 부패를 촉진하고 독소와 유해물질 등을 생성합니다. 유익균을 공격해 면역력을 저하시키며 장내 불균형을 초래해요. 대표적으로 대장균과 포도상구균, 웰치균이 있습니다.

- **중간균** 장내 환경에 따라 유익균이 되기도 하고 유해균이 되기도 합니다. 그때그때 대세를 따르기에 관리만 잘한다면 잠재적인 우리 편이라고도 할 수 있어요.

장의 착한 청소부,
유산균

면역력 저하로 하루에도 몇 번씩 병원을 드나드는 사람들을 살펴보면 장내 세균의 균형이 깨진 경우가 많습니다. 스트레스, 불규칙한 식습관, 잦은 인스턴트식품 섭취 등으로 유익균보다 유해균의 수가 많아지면서 장 속 건강 균형이 모두 무너진 것이지요. 장 건강을 회복해 면역력을 높이려면 유익균을 늘려 장내 세균의 균형을 적절하게 맞춰야 합니다. 이때 필요한 게 바로 유익균의 일종인 유산균입니다.

장을 지키는 최고의 일꾼은 누가 뭐래도 유산균입니다. 유산균은 한 집 건너 한 집에서 챙겨 먹을 정도로 대중적이며 그만큼 많은 사람이 빼놓지 않는 필수 영양제이기도 합니다. 유산균의 수많은 효능이 대중에게 알려진 것은 이미 오래전이지만, 사실 유산균이 모든 병을 치료하는 것은 아닙니다. 다만 우리 몸의 근본을 이루는 면역력을 강화시키고 부족한 부분을 조절하는 역할을 해요. 다시 말해 면역력의 기초 공사를 담당하고 있다고 할 수 있습니다.

우선 유산균의 가장 큰 효능은 면역세포의 분열과 증식을 촉진해 면역 기능을 활성화하는 것입니다. 독소를 생성하는 유해 균의 성장을 억제하고 장 세포에 저돌적으로 접근하는 암 유발 물질을 제거하지요. 해로운 유해물질을 전문수색대처럼 샅샅 이 찾아 없애주는 착한 청소부와도 같아요.

이처럼 대단한 효능을 지니고 있기 때문인지 시중에서 수많 은 유산균 제품이 판매되고 있습니다. 그 덕분에 우리의 선택 은 더욱 어려워지지요. 도대체 어떤 유산균을 섭취해야 하는 걸까요?

마트 냉장 코너 앞에 가면 '프로바이오틱스 유산균 함유'라 는 글귀가 종종 눈에 띄곤 합니다. 그것이 정확히 무슨 뜻이고 어디에 어떻게 좋은지 잘 모르지만 대개 '면역력 강화! 변비 탈 출!'이라는 문구에 홀려 장바구니에 담곤 하지요. 프로바이오 틱스는 살아 있는 균이며 체내에 들어가 건강에 긍정적인 효과 를 내고 장운동을 정상화하는 데 도움을 줘요. 우리가 알고 있 는 유산균이 프로바이오틱스의 일종입니다.

유산균은 그 효능만큼이나 종류가 다양합니다. 장운동을 촉 진하거나 반대로 장운동을 느리게 만드는 유산균도 있어요. 장 내에 있는 세균과 공격적으로 싸우는 유산균도 있고 장점막에 찰싹 붙게 만드는 유산균도 있지요. 그래서 변비가 있을 경우

유산균제를 섭취하면 장운동을 빠르게 만드는 유산균이 활동합니다. 설사가 있다면 장운동을 느리게 하는 유산균이 활동하지요. 즉 장운동을 일정하게 만드는 식으로 공장화시키는 거예요. 유산균제를 섭취할 때 장운동을 정상화하는 데 도움을 주고 소장에서 작용하는 유산균과 대장에서 작용하는 유산균, 그리고 여성에게 보탬이 되는 유산균을 함유한 복합 프로바이오틱스 유산균제가 좋은 이유입니다.

꾸준한 유산균 섭취가 장내 세균의 균형을 유지시킨다는 사실을 기억합시다. 잘 먹어서 대장 곳곳에 정착해 번성하게 한다면 분명 면역력이 좋아지고 이는 곧 장 건강으로 이어질 수 있습니다.

{ 대장이 좋아하는
식재료를 찾아라 }

면역력부터 건강까지, 모든 것은 장에서 시작됩니다. 장운동이 활발한 장을 만들면 소화와 흡수가 원활해지고 장내 환경이 좋아지지요. 배변 또한 일사천리로 진행됩니다. 그렇다면 장내 환경을 개선하고 쾌활한 장을 만들기 위해 가장 먼저 해야 할 일은 무엇일까요? 장이 좋아하는 음식, 바로 식이섬유를 가득 품은 식재료를 먹는 겁니다.

식이섬유는 대장이 참 좋아하는 먹거리이지만, 대장 속에 살고 있는 박테리아가 좋아하는 식재료이기도 합니다. 우리 몸에서 그 어떤 것도 빼앗아 가지 않는 박테리아는 사실 음식물 쪼개기 전문가입니다. 식이섬유는 위나 소장에서 소화되거나 분해되지 않고, 수분만 가득 포함한 셀룰로오스 등 쪼갤 거리가 많은 먹이입니다. 그래서 우리가 식이섬유를 많이 함유한 채소나 과일을 섭취하면 그 속의 섬유를 좋아하는 박테리아가 이를 먹이로 삼아요. 그리고 대장 점막세포들의 에너지원이 되는 단쇄지방산 탄수화물 등을 제조하는 값진 노동으로 보답합니다. 처리하기 어려운 음식물 찌꺼기는 척척 알아서 소화시키고 영양소를 제공하는 고마운 존재예요. 또 비타민과 건강한 지방산을 생산하고 장의 면역체계를 바로잡기도 합니다. 이렇듯 박테리아도 반한 식이섬유를 대장은 어떤 이유로 좋아하는 것일까요?

대장이 식이섬유를
좋아할 수밖에 없는 이유

식이섬유는 수용성과 불용성 두 종류로 나뉩니다. 물에 녹는 수용성 식이섬유는 물과 만나 젤 형태로 바뀌어 대변을 부드럽게 만들어줘요. 뛰어난 흡착력을 지니고 있어 대장 내에 있는 콜레스테롤이나 유해물질을 체외로 배출시키는 데 탁월하지요. 또 유산균이 잘 자랄 수 있는 환경을 만들고 유해균의 성장을 막는 역할을 합니다.

물에 녹지 않는 불용성 식이섬유는 어마어마한 수분 흡수력을 지녔습니다. 물을 흡수하면 30~40배까지 팽창해 크기가 커지며 장벽을 자극해요. 이로 인해 장의 연동운동이 활발해지고 배변 활동도 원활해집니다. 덕분에 대변이 장에 오래 머무르지 않고 빨리 빠져나가 장내 환경이 깨끗하게 유지되며 변비도 예방할 수 있습니다.

여기서 더 주목할 것은 불용성 식이섬유 속을 채우고 있는 셀룰로오스입니다. 셀룰로오스는 배춧잎이나 무 이파리, 콩나물, 샐러리 같은 채소의 질긴 부분에 많이 포함되어 있으며 우리 몸에서 소화되지 않고 소장을 그냥 지나쳐 대장까지 내려갑니다. 그러면 그곳에서 기다리고 있던 박테리아가 이들을 토막토막 끊고 분해해 대장점막의 에너지원으로 사용해요. 식이섬유를 많이 섭취하면 장이 튼튼해져 암까지 예방할 수 있는 이유입니다.

식이섬유는 고구마, 양배추 등 각종 채소와 통곡물에 많이 포함되어 있어요. 단, 무 이파리나 배춧잎을 먹을 때는 3~5cm

정도의 크기로 잘라서 먹는 게 좋습니다. 20cm가 넘어갈 정도로 긴 이파리를 통째로 먹으면 셀룰로오스가 변 속에서 뼈대 역할을 해 뭉칠 수 있기 때문입니다. 만약 자갈 똥이 만들어져 항문 밖으로 내보내려는 찰나 이처럼 길다란 식이섬유가 내려오면 단단한 자갈똥이 달라붙어 배변 시 항문이 찢어질 수도 있습니다. 그러니 김치나 콩나물을 먹을 때에는 적당한 크기로 잘라 먹는 게 좋아요.

장운동을 바꾸는 음식의 힘

건강에 좋지 않다는 걸 알지만 달콤하고 짭짤한 음식의 유혹에 넘어갈 때가 많지요. 매콤한 음식이나 자극적인 음식이 장에 무리를 준다는 사실을 알고 있음에도 무작정 입에 넣고 보는 상황이 자주 벌어져요. 반면 건강을 생각해 애써 찾아 먹은 음식이 배신을 안겨줄 때도 많아요. 의외로 많은 양의 당분을 포함한 과일이나, 알고 보니 탄수화물 덩어리인 채소처럼 말이에요.

우리 입 속으로 들어가는 모든 음식은 우리의 기대만큼 좋은 기능만 하지 않습니다. 어떤 음식은 소화를 힘들게 만들기도 하고, 어떤 음식은 장점막을 공격해 자극을 주기도 합니다. 장운동을 방해하는 음식도 있어요. 그럼 장을 건강하게 하려면 어떤 음식을 먹어야 할까요? 결론부터 말하면 대장의 상태에 따라 먹어야 할 음식이 모두 다릅니다. 변비가 있을 때 섭취하면 장의 기능을 회복시켜 주는 음식부터 알아보겠습니다.

변비가 발생했다는 것은 장운동이 느려졌다는 의미입니다. 음식물 찌꺼기가 장에 오래 머무르며 수분을 많이 빼앗겼다는 뜻이기도 하지요. 이런 경우에는 대장운동을 촉진하는 음식을 섭취해야 합니다. 사과·레몬·체리·오렌지·라임·귤 등 신맛 나는 과일이나 고구마·현미·바나나·버섯·곤약 등 식이섬유가 많은 식재료가 좋습니다. 우유나 아이스크림 같은 차가운 유제품은 장운동을 빠르게 만들지만 자칫 설사를 일으킬 수 있어서 피하는 게 좋습니다. 고추·후추·겨자·카레·코코아·커피 등 자극적인 음식도 되도록 피해요. 대장 활동을 촉진하지만 장점막에 자극을 주기 때문에 오히려 장내 환경이 악화될 수 있어요.

설사를 하는 경우는 어떨까요? 설사를 하는 것은 장운동이 너무 빨라 변이 수분을 머금은 채 배출되는 상황이지요. 이때는 홍삼, 자몽 등 알칼리성 쓴맛 나는 식재료나 꿀처럼 단맛이 나는 음식이 좋아요. 기름기 없는 고기나 계란 흰자 같은 단백질, 또는 따뜻한 음식이 대장운동을 감소시키는 데 효과적입니다.

건강한 장으로 거듭나게 하는
8가지 식재료

지금부터는 장이 힘을 발휘하도록 돕고 면역력까지 높여주는 음식을 알아보겠습니다. 무엇보다 더할 나위 없이 좋은 음식은 장 속을 깨끗하게 대청소해 주는 음식입니다. 유해물질과 노폐물을 시원하게 내보내거나 유익균이 활발하게 움직이도록 돕는 음식, 설사나 변비를 유발하지 않는 음식도 여기에 해당돼요. 몸 안이 튼튼하면 바깥도 튼튼해지기 마련입니다. 현명한 식재료를 선택해 건강한 장으로 한 발자국씩 나아가 봅시다.

건강한 장으로 거듭나게 만드는 식재료 여덟 가지를 소개합니다. 평소 식단에 지금 소개하는 식재료를 포함해 보다 건강한 장을 만들 수 있도록 합시다.

현미

왕겨만 벗겨낸 상태로 도정을 하지 않아 식이섬유가 매우 풍부한 곡물입니다. 식이섬유 함유량이 무려 백미의 6배에 달하지요. 단 소화가 잘되지 않으면 변비를 일으킬 수 있으므로 반드시 꼭꼭 씹어 먹어야 합니다.

키위

수용성 식이섬유와 불용성 식이섬유 모두 풍부하게 함유하고 있어 변비 해소에 효과적입니다. 또 유익균은 늘리고 유해균을 줄여주는 큐틴이 많아 장내 환경을 개선하는 데 도움을 줍니다.

바나나

장운동을 활발하게 해주는 식이섬유와 변을 부드럽게 만드는 마그네슘이 풍부합니다. 이외에 칼륨, 비타민 B, 엽산 등의 성분도 가득합니다.

사과

식이섬유인 펙틴이 풍부해 장내 묵은 변을 제거하는 데 효과적입니다. 해독작용도 뛰어나 장 속의 유해물질을 체외로 빠르게 배출합니다. 아침 공복 상태에서 껍질까지 섭취하는 게 쾌변하는 데 좋습니다.

당근

식이섬유가 풍부하게 들어 있어 변비 해소에 탁월합니다. 비피더스균을 활성화시키는 성분도 함유해 꾸준히 먹으면 장내 묵은 변 제거에 효과적일 수 있습니다.

버섯

식이섬유가 풍부한 대표적인 식품이며 면역 증강 영양소가 풍부합니다. 장운동을 활성화하는 불용성 식이섬유가 들어 있어 변비 증상을 개선하는 데 도움이 되며, 장내 세균의 균형도 조절해 줍니다.

고구마

변비 해소에 효과적이고 콜레스테롤 수치를 낮추는 데 도움되는 식이섬유가 풍부합니다. 칼륨도 많이 함유하고 있어 혈관 건강에 좋아요.

된장

식이섬유와 유산균을 많이 함유하고 있어 변비를 개선해 주며 몸속의 독소를 제거하는 데 도움이 됩니다. 항암, 항균 작용이 뛰어난 키토올리고당도 풍부한 대표적인 발효식품입니다.

당신의 하루를

가볍게 만드는

운동

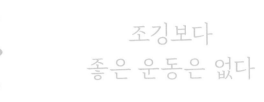

조깅보다
좋은 운동은 없다

현대인들에게 운동은 선택이 아닌 필수가 된 지 오래이지요. PT, 필라테스, 요가 등 사람들이 즐겨 하는 운동의 종류도 다양합니다. 실내 운동을 즐기는 사람이 있는가 하면 답답했던 몸과 마음에 자유를 주고자 실외 운동을 즐기는 이들도 적지 않아요. 특히 방송과 같은 여러 매스컴에서 걷기의 장점에 대한 소식을 많이 전하면서 걷기에 흠뻑 빠진 사람도 많이 볼 수 있습니다.

실외 운동이나 실내 운동이나 모두 건강에 유익하며 어떤 운동이 더 몸에 좋으냐 묻는다면 우열을 가리기가 결코 쉽지 않아요. 하지만 질문을 조금 바꿔 쾌변에 좋은, 더 나아가 장 건강에 좋은 운동이 무엇이냐는 질문의 답은 간단합니다. 단연코 '조깅'입니다.

활력을 주는 운동의 대명사 조깅. 너무 빠르지 않은 속도를 유지하며 천천히 달리는 조깅은 놀라울 정도로 체력을 길러주고 몸과 마음도 편안하게 만들어줍니다. 신진대사 증진, 체중 감량, 스트레스 감소 등 건강 관리에도 유용한, 무척이나 매력적인 운동이지요. 하지만 무엇보다 우리가 조깅에 집중해야 할 이유는 따로 있습니다. 앞서 말했듯이 조깅이야말로 장운동에 탁월한 효과를 발휘하는 운동이기 때문입니다.

장의 움직임이 무뎌지면 장의 연동운동 또한 느려집니다. 그러면 장에서 떠밀려 다니던 음식물 찌꺼기와 노폐물이 장에 더욱 오래 머물게 되며 그 과정에서 더 많은 수분을 빼앗겨 단단해져요. 그 결과 변비가 생기거나 복부팽만감 등의 증상이 나타납니다. 장운동이 활발하지 않으면 소화가 잘되지 않고 혈액순환에도 문제가 생겨요.

이와 같은 여러 문제를 한 번에 해결하는 운동이 바로 조깅입니다. 조깅을 하고 난 뒤에는 장의 움직임이 눈에 띄게 좋아집니다. 그렇다면 조깅은 어떻게 장을 건강하게 만드는 걸까요? 그 이유는 다음 세 가지로 요약할 수 있습니다.

  ✓ 장이 출렁이며 장점막을 자극해 연동운동이 촉진된다.
  ✓ 복압을 변화시켜 내괄약근과 외괄약근을 동시에 자극한다.
  ✓ 장간막이 튼튼해져 장의 혈액순환이 원활해지고 소화가 잘된다.

장이 출렁거려야 해!

조깅하는 사람의 모습을 한번 살펴봅시다. 조깅의 가장 큰 특징은 가벼운 느낌으로 천천히 달리는 운동이라는 점이지요. 그 모습을 자세히 들여다보면 두 발이 땅바닥에 사뿐히 닿을 때마다 몸이 위아래로 가볍게 움직입니다. 이때 우리 몸속은 어떤 모습일까요? 몸속 모든 장기도 위아래로 함께 움직입니다. 이때 우리가 가장 주목해야 할 장기는 장입니다. 장도 예외 없이 출렁이며 움직이는데, 바로 이 움직임이 장운동을 활발하게 만들어줘요.

위에서 소화되어 내려온 음식 찌꺼기와 독성물질은 장에서 여유를 부리며 유유히 떠다닙니다. 이 상태에서 조깅을 하면 장이 출렁이고, 그 진동에 의해 장내에 있는 내용물이 더 활발히 움직이며 장벽을 때립니다. 이를 통해 장점막에 강한 자극이 오면 장의 운동 스위치가 켜지면서 연동운동을 시작하는 것이죠.

여기서 중요한 것은 이 움직임이 멈추지 않고 계속되어야 한다는 겁니다. 그래야 장의 연동운동을 더욱 활발히 촉진시킬 수 있어요. 장운동이 활발해지면 신진대사가 촉진되고 혈액순환이 좋아져요. 그러면 변비가 사라지고 부종과 스트레스가 해소되며 피부도 깨끗해집니다.

그렇다면 이러한 효과를 얻기 위해서는 조깅을 얼마나 해야 할까요? 일주일에 3회 정도, 걷는 시간을 제외하고 한 번 달릴 때 20분 이상 천천히 뛰어야 합니다.

준비물은 간단합니다. 푹신한 쿠션이 장착된, 편안한 운동화 한 켤레면 충분해요. 속도 내어 뛰지 않고 걷는 것 역시 장을 출렁이게 하는 데 도움이 됩니다. 1시간 정도 걷기와 뛰기를 반복하면 조깅 20분과 동일한 효과를 얻을 수 있으니 처음부터 뛰는 것이 부담스럽다면 걷는 것으로 시작하는 것도 추천합니다.

다만 배드민턴, 테니스, 농구 같은 과격하고 빠른 운동은 장 건강에 별로 도움이 되지 않습니다. 운동량도 많고 땀이 뻘뻘

나는 운동인데 의외이지요? 그 이유는 간단합니다. 많은 운동량에 비해 지속해서 뛰는 운동이 아니기 때문입니다. 앞에 소개한 운동들은 모두 격하게 뛰다가 쉬기를 반복하는 운동이에요. 이런 운동은 장의 출렁거리는 움직임도 중간중간 멈추게 되어 지속적인 자극을 주기가 어려우니 참고하세요.

 장 건강에 좋은 운동 vs. 좋지 않은 운동

추천 운동	추천하지 않는 운동
조깅, 걷기, 줄넘기	배드민턴, 테니스, 농구, 수영, 등산, 자전거 등

케겔운동보다 조깅!

괄약근을 훈련하는 방법으로 가장 널리 알려진 운동이 있다면 바로 케겔운동이지요. '괄약근=케겔운동'이라는 공식이 당연하게 받아들여질 정도예요. 특히 출산 경험이 있거나 나이가 든 중년 여성에게 추천하는 운동 중 하나인 케겔운동은 요실금을 예방하고 성기능을 개선하는 데 효과가 탁월합니다.

케겔운동은 엉덩이 근육은 사용하지 않은 채 골반기저근을 수축했다가 풀어주는 운동인데요. 바로 이 움직임을 통해 괄약근을 조인다는 원리입니다. 그런데 이는 반은 맞고 반은 틀린 말입니다. 케겔운동은 두 개의 괄약근 중 외괄약근만 운동할 수 있기 때문입니다. 그렇다면 내괄약근까지 운동하기 위해서는 어떻게 해야 할까요? 이 역시 바로 조깅이 정답입니다.

앞서 설명했듯 외괄약근은 내 마음대로 움직일 수 있는 수의근입니다. 바른 자세로 앉아 골반기저근을 열심히 조이면 효과를 볼 수 있지요. 반대로 내괄약근은 내 의지로 움직일 수 없는 불수의근에 해당합니다. 다시 말해 내가 운동이나 훈련을 하고 싶어도 할 수 있는 방법이 없어요. 하지만 이 근육도 의도치 않은 방법으로 운동이 될 때가 있습니다. 바로 기침할 때입니다.

우리가 기침할 때에는 의식하지 않아도 배에 힘이 들어가는데, 이때 복압이 올라가면서 괄약근도 함께 수축하며 꽉 조여집니다. 나의 의도가 아니라 자율신경에 의해 발생하는 현상이지요. 하지만 괄약근을 관리하기 위해 계속 기침을 할 수는 없지요. 계속 헛기침을 반복하다가 오히려 기관지염을 얻을지도 몰라요.

따라서 반복해서 복압을 변화시킬 수 있는 운동을 찾아야 합니다. 그 해답이 바로 조깅인 거예요. 조깅을 하면 두 발이 땅에 닿아 몸을 띄울 때마다 장이 출렁입니다. 자연스레 복벽도 함께 움직이지요. 그러면 복압에도 변화가 찾아옵니다. 그 덕에 우리가 의식하지 않은 사이 괄약근의 움직임이 함께 일어나요. 조깅은 대개 최소 20분 이상 쉬지 않고 달려야 하기 때문에 그만큼의 시간 동안 괄약근 역시 운동을 반복할 수 있습니다.

저희 병원에는 괄약근 물리치료기가 있는데요. 이 기계는 약 15분간 괄약근을 쥐었다 놓았다 하며 내괄약근을 선택적으로 운동시키는 효과를 냅니다. 그런데 이 물리치료를 경험한 환자에게 조깅을 권했더니 실제로 조깅을 하며 달릴 때 치료 효과가 더 좋다는 반응이 압도적이었습니다.

누구나 도전할 수 있고, 특별한 장비도 필요 없이 편안한 운동화와 함께 어디에서나 실천 가능한 조깅. 이보다 더 좋은 운동이 있을까요?

장간막을 튼튼하게!

조깅의 수많은 효과 중 빼먹을 수 없는 것이 바로 체중 감량이지요. 한 연구에 따르면 조깅은 체지방과 체질량지수^{BMI}, 허리와 엉덩이둘레를 줄이는 데 가장 효과적인 운동이라고 밝혀졌어요. 건강관리뿐 아니라 체중 감량과 매끈한 라인을 되찾는데 조깅만한 운동이 없다는 말입니다.

특히 다이어트를 시도하게 만드는 가장 큰 원인 중 하나는 아무리 힘을 줘도 들어갈 생각 없는 이른바 '똥배'입니다. 아랫배를 두둑하게 감싸고 있는 이 뱃살은 특히 여성들을 평생 따라다니는 고민거리이기도 합니다. 신진대사가 눈에 띄게 떨어지는 40대에 들어서면 이 똥배와의 이별이 더더욱 어려워져요. 그런데 이 지긋지긋한 아랫배가 장간막과 관련 있다는 사실을 알고 있나요?

복강 후벽에 붙어 있는 장간막은 장을 단단히 붙잡는 역할을 합니다. 문제는 음식물이 가득 찬 장이 무거워질 때 발생해요. 운동이 부족해 장을 둘러싼 근육이 무력해지고 장간막의 힘이 약해지면 장간막을 타고 가는 주변 혈관도 길게 늘어지게 됩니다. 장간막 자체도 함께 늘어지며 장도 처지게 되지요. 결국 늘어진 장으로 인해 똥배가 나오게 됩니다.

이를 해결하고 방지하기 위해서는 운동을 통해 장간막을 튼튼하게 만들어야 합니다. 이를 해결하는 데에도 효과적인 운동이 조깅이에요. 앞서 설명했듯이 조깅을 하면 장이 출렁거리는데, 이를 지탱하기 위해서는 장간막이 튼튼하게 버텨주어야 합니다. 덕분에 장간막에 힘이 생깁니다. 그렇게 장간막의 힘이 생기면 장을 더 꽉 붙잡아 장이 후벽에 딱 달라붙게 되어 자연스레 똥배도 사라지지요. 또 장간막을 통과하는 늘어진 혈관도 회복되어 혈액순환도 좋아져요. 자연스레 장의 연동운동이 활발해져 소화도 더욱 잘 이루어집니다.

좌우 중심을 잡으며 달리는 조깅은 몸통의 코어근육을 강화할 뿐만 아니라 이로 인해 발달한 근력을 통해 디스크에 눌리는 체중의 힘을 분산시켜 디스크 탈출이나 다른 신경 압박 등의 합병증도 예방할 수 있어요.

이처럼 장점이 많은 조깅을 지금 당장 시작하지 않을 이유가 없지요. 그러니 조금씩 천천히 부담을 느끼지 않을 수준으로 조깅을 시작해 보세요. 만약 디스크 증상이 있다면 걷기를 시작으로 코어근육이 좋아졌을 때 점차 속도를 내어 장이 출렁일 정도로 뛰는 것도 좋습니다. 그러다 보면 어느새 튼튼해진 장 건강은 물론 항문 건강까지 얻을 수 있습니다.

장 마사지가
변비에 효과 있다?!

건강한 삶을 방해하는 데 사실 변비만큼 답답한 질환도 없지요. 며칠째 화장실을 가지 못하면 배가 아픈 것은 당연하고 속이 더부룩해 식사마저 부담스럽습니다. 아랫배가 빵빵하고 단단해져 운동은커녕 빠르게 걷는 것조차 쉽지 않습니다.

이때 많은 사람이 이 증상을 해소하기 위해 다양한 시도를 합니다. 양손으로 배를 주무르기도 하고 쥐어짜기도 하지요. 배를 살살 문지르기도 하고, 손바닥을 명치에서부터 아랫배 쪽으로 쓸어내리기도 하고, 마치 엄마 손이 약손이라는 듯 배를 둥글게 쓸기도 해요. 모두 다 배 속에 가득 차 있는 변을 손으로 내려보내려는 노력의 일환입니다. 그런데 정말 장 마사지가 변비를 해소하는 데 효과가 있을까요?

장 마사지와 관련한
놀라운 반전

많은 연구에서 복부 마사지가 변비 증상을 완화하는 데 도움이 된다고 말합니다. 실제로 영국의 국가의료건강사이트에서는 아이가 변비로 고생할 경우 아이의 배를 부드럽게 마사지하라 권유하기도 합니다. 아이는 장의 크기 자체가 작기 때문에 장 마사지가 효과를 발휘할 수 있어요. 하지만 사실 아이에게서도 눈에 띄는 효과를 보기는 어렵습니다. 왜 그럴까요?

복부 마사지는 장의 흐름을 따라 손으로 압박을 가해 장운동에 도움을 주는 원리입니다. 대변이 진행되는 방향을 정확히 파악해 변이 정체되기 쉬운 곳을 누르는 게 포인트죠. 대장의 시작 부분인 배꼽 오른쪽 아래를 시작으로 오른쪽 갈비뼈 밑→왼쪽 갈비뼈 밑→배꼽 왼쪽 아래까지 시계 방향으로 동그라미를 그리며 마사지하면 됩니다.

그런데 사실 몸 밖에서 아무리 장을 마사지한다 해도, 또 아무리 힘을 주어 누른다 해도 손의 자극이 장 깊은 곳까지 전달되기는 어렵습니다. 우리의 대장 내부는 매우 정밀한 4개의 층으로 이루어져 있기 때문입니다.

변이 만들어지는 대장은 얼핏 보면 하나의 얇은 벽처럼 보이지만 실은 점막, 점막하조직, 근육층, 장막이라는 총 4개의 층으로 이루어져 있어요. 가장 안쪽에 위치해 음식물 찌꺼기의 자극을 직접적으로 받는 곳이 점막이고, 가장 바깥층이 장막입니다. 복강 내부에는 큰 지방성 그물막이 앞치마처럼 위 하부에서부터 아래쪽 복강으로 늘어져 장 전체를 덮고 있어요. 그 그물막이 배안의 액체를 흡수해 장과 복벽 사이를 채우며 외부 충격으로부터 내부 장기를 보호하는 쿠션 역할을 합니다.

그런데 장의 움직임을 자극하고자 손으로 장을 마사지한다고 생각해 보세요. 손바닥의 힘만으로 장 속 변을 항문 쪽으로 밀어내야 합니다. 하지만 앞서 말한 것처럼 장점막 위에는 점막하조직과 근육이 자리하고 있고, 기름 덩어리로 된 그물막이 장의 가장 바깥인 장막층을 덮고 있어요. 아무리 세게 힘을 주고 만져봤자 장점막까지 자극이 미치기는 어렵지요. 실제로 의사인 저 역시 심한 변비로 병원을 찾은 환자의 배를 만졌을 때

변이 가득해 단단해진 느낌만을 감지할 뿐, 장의 모양새나 흐름을 파악하는 것은 불가능합니다. 장에 직접적인 압력을 가해 장의 움직임을 더하겠다는 목적으로 복부 마사지를 하는 것은 효과가 없을 뿐만 아니라 거의 불가능한 일인 것과 마찬가지입니다. 그러니 누르는 행위에 집중하기보다는 온기를 전달해 딱딱하게 굳은 장의 긴장감을 풀고 장운동을 향상시키는 데 도움을 주는 것이 더욱 효과적임을 명심하세요.

 대장벽 구조

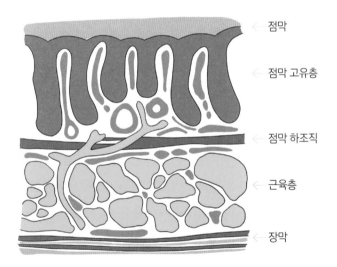

점막

점막 고유층

점막 하조직

근육층

장막

움직임보다는
온기 전달에 주목

어릴 적 배가 아프거나 몸이 좋지 않을 때 듣던 다정한 소리를 기억하시나요? "엄마 손이 약손~" 엄마가 따뜻한 손길로 배를 살살 문지르며 이 노래를 부를 때면 신기하게도 괴롭던 통증이 가라앉곤 했습니다. 그렇다면 정말 엄마의 손 마사지가 복통을 줄이는 데 효과가 있었던 걸까요?

결론부터 말하자면 이 효과의 원리는 움직임을 돕기보다는 배를 따뜻하게 만드는 데 있습니다. 대체로 엄마의 손이 아이 배보다 2배 정도 크기 때문에 상대적으로 커다란 엄마 손이 배를 문지르면 금세 따뜻해질 수 있어요. 그 온기가 장까지 전달되면 혈액순환이 좋아지고 장의 연동운동을 촉진해 배변활동에 영향을 주는 것이지요. 시골집에 있던 아랫목도 같은 원리입니다. 뜨끈뜨근한 아랫목에 배를 대고 엎드리면 웬만한 복통은 사라지고 변비가 해결되었죠. 아랫목이야말로 복통 치료기인 셈입니다.

몸이 차가워 혈액순환이 원활하지 않으면 장도 차가워집니다. 그러면 장 기능이 떨어져 연동운동도 원활하지 않게 돼요.

장도 건강도 지키기 위해서는 언제나 몸을 따뜻하게 유지해야 합니다.

그런 의미에서 복통이 있을 때에는 장을 마사지하기보다 핫팩이나 따뜻한 물수건을 배에 대는 것이 더욱 효과적입니다. 핫팩을 붙일 때는 얇은 내의나 속옷을 입고 배꼽과 가슴 사이에 핫팩을 붙이거나, 배꼽 양옆에 두 개의 핫팩을 세워 붙이세요. 이 상태로 12시간 정도 유지하면 복부는 물론 몸 전체가 따뜻해져 복부 혈관이 확장돼 혈류량이 늘고 긴장이 이완되어 소화가 잘됩니다. 단, 피부가 약한 사람은 핫팩을 너무 오래 붙이고 있으면 화상을 입을 수도 있습니다. 반드시 속옷 위에 부착하고 피부가 붉게 변하면 바로 떼어내세요.

핫팩 붙일 때 주의사항

• 취침 시 사용하지 않기

장시간 핫팩이 신체와 접촉할 경우 저온 화상을 입을 수도 있습니다. 저온 화상을 입을 경우 피부가 빨갛게 변하고 심하면 물집이 잡힐 수도 있습니다. 이런 증상이 감지된다면 즉시 핫팩을 제거해야 하니 수면 시에는 사용하지 않는 편이 안전합니다.

• 피부에 직접 붙이지 않기

핫팩의 최고 온도는 70도까지 오르기 때문에 피부에 직접 붙일 경우 화상의 위험이 있습니다. 반드시 속옷 위에 부착해야 화상의 위험을 줄일 수 있으니 유의하세요.

스트레칭만 잘해도
장이 건강해진다

가벼운 하루를 시작하기 위해서는 장이 편안한 아침을 맞이 해야 합니다. 이를 위한 가장 기본은 '모닝 쾌변'이 필수죠. 이는 잠든 동안 굳어 있던 근육이 깨어나고 장운동이 활발히 이루어 질 때 가능합니다. 이를 위해 필요한 것이 바로 스트레칭입니다.

눈뜨자마자 기지개를 켜고 스트레칭을 하면 근육이 수축과 이완을 반복하며 혈액순환이 원활해집니다. 그러면 몸 곳곳으로 혈액이 전달되어 많은 에너지를 얻게 되고 장도 자극을 받아 연동운동이 활발해지지요. 자연스레 배변 활동도 촉진됩니다. 상쾌한 하루를 열고 건강한 장을 위해서는 매일 스트레칭하는 습관을 들이는 것이 좋습니다.

스트레칭의 또 다른 장점은 누구나 쉽게 할 수 있으면서도 효과가 매우 뛰어나다는 것이에요. 수많은 효과 중에서도 단연 중요한 메커니즘은 순환이지요. 혈액과 림프의 순환을 촉진해 근육과 관절, 내부 장기에 활력을 불어넣고 몸속에 노폐물이 쌓이지 않도록 빠르게 배출합니다. 원활한 혈액순환은 독소를 품은 음식 찌꺼기를 몸 밖으로 제때 내보내는 데 탁월하기 때문에 병이 생기는 것을 막아주기도 합니다. 그렇다면 이토록 중요한 순환이 제대로 이루어지지 않을 때 우리 몸에서는 어떤 일이 벌어질까요?

혈액순환을 원활하게 만드는 스트레칭의 힘

수업 시간 교실의 모습을 상상해 봅시다. 가만히 앉아서 수업을 듣는 학생도 있을 테고, 친구와 몰래 수다를 떠는 학생, 선생님께 질문을 하는 학생도 있을 겁니다. 그런데 이처럼 쉴 새 없이 움직이는 학생들의 공통점이 있습니다. 모두들 졸지 않아요. 반면 움직임 없이 멍하니 선생님만 바라보는 학생은 꾸벅꾸벅 졸 확률이 높지요. 그 이유는 간단합니다. 가만히 앉아만 있을 때는 몸에 피가 잘 돌지 않기 때문입니다.

우리의 혈액은 심장이 펌프질을 하고 근육이 움직이면서 혈관을 쥐어짤 때 더 빨리 돌아요. 하지만 가만히 앉아 있는 동안에는 혈액이 천천히 돌 수밖에 없습니다. 하지만 혈액순환의 속도가 떨어지면 혈압도 떨어져 팔다리 끝에 모인 피가 심장과 폐로 이동하기 쉽지 않고 가슴이 답답해집니다. 뇌로 가는 산소도 부족해 하품이 나오기 시작하지요. 결국 우리는 꾸벅꾸벅 졸게 됩니다.

이때 기지개를 켜거나 스트레칭을 하면 어떻게 될까요? 팔다리 근육이 수축하면서 피를 꽉 쥐어짜게 되고 이로 인해 심장으로 피가 더 많이 흘러들어 갑니다. 그러면 심장에 있는 센서가 이를 인지해 심장박동이 더욱 빨라지고 혈압도 상승해요. 자연스레 잠에서 깨게 되지요. 혈액순환도 좋아져 몸에 힘이 생기고 활력이 넘칩니다. 스트레칭의 힘이라 할 수 있습니다.

그렇다면 정확히 어떤 동작이 혈액순환에 도움이 될까요? 어려운 동작은 필요 없습니다. 어린아이가 응석 부릴 때처럼 팔다리를 오므렸다 쭉 펴는 동작 정도면 충분합니다. 근육을 움직이며 피를 죽 짜 올리는 게 목적이니까요.

혹시 일어서거나 누워서 스트레칭하기 어려운 상황이라면 앉아서 하는 동작도 소개합니다. 회사원이나 학생 등 오랜 시간 앉아 있어야 하는 경우, 장시간 이동해야 하는 경우에 틈틈이 시도하세요. 이 또한 방법은 간단해요. 발 앞꿈치를 바닥에 댄 채 뒤꿈치를 위로 들었다 났다 반복합니다. 그러면 허벅지에 힘이 들어가며 근육이 수축해 피가 잘 돌게 됩니다. 그다음 발뒤꿈치를 바닥에 대고 발가락을 위로 들었다 났다 반복해요. 이러면 정강이 쪽 근육이 수축되며 피가 돌아요.

손바닥을 쥐었다 폈다 하는 동작도 혈액순환에 도움이 돼요. 장거리 운전을 하며 졸음이 몰려올 때도 도움이 되는 운동입니다.

이 외에 따라 하기 좋은 다섯 가지 스트레칭을 소개합니다. 편안한 마음으로 매일 10분만 투자해 보세요. 원활한 혈액순환은 물론 장 기능도 향상시킬 수 있습니다.

몸 웅크렸다가 쭉 펴기

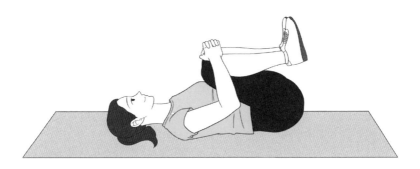

1 똑바로 누운 자세에서 양쪽 무릎을 가슴 쪽으로 끌어당겨
양손으로 감싸 안는다.

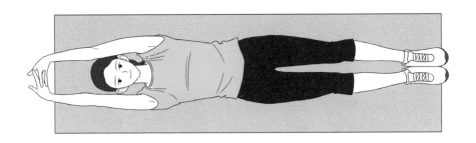

2 양손은 머리 위로, 양발은 아래로 길게 뻗는다.
   이 동작을 10회 반복한다.

의자에 앉아 발 앞·뒤꿈치 들어 올리기

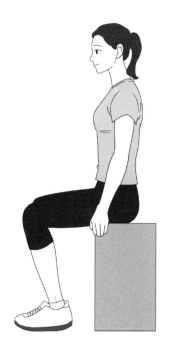 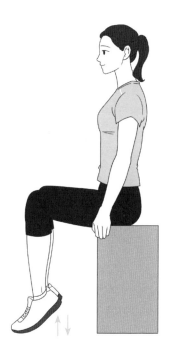

1 의자 위에 바르게 앉아 상체를 곧게 세운다. 양팔은 자연스럽게 내려놓는다.

2 자세를 고정한 상태에서 양발의 뒤꿈치를 최대한 높이 들어 올렸다가 내린다. 이 동작을 10회 반복한다.

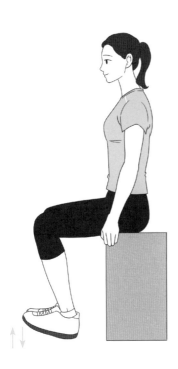

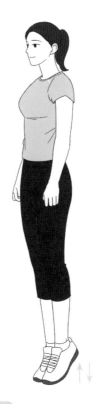

3 동일한 자세에서 이번에는 발 앞
꿈치를 최대한 높이 들어 올렸다
가 내린다. 이 동작을 10회 반복
한다.

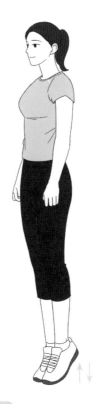

변형 동작

이번에는 서 있는 자세에서 발뒤꿈치를
들어보자. 평소 양치를 할 때나 버스, 전철
안에서도 쉽게 할 수 있는 동작이다. 양발
을 모으고 똑바로 선 자세에서 발뒤꿈치
를 최대한 높이 들어 올렸다가 내린다. 이
때 양발의 뒤꿈치가 서로 떨어지지 않도
록 주의하며 10회 반복한다.

엎드려서 무릎 가슴 앞으로 당기기

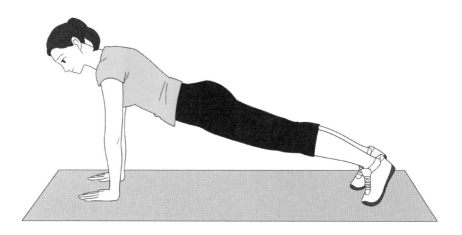

1 엎드린 자세에서 양손과 양발 끝으로 몸을 지탱해 세운다.
이때 무릎이 바닥에 닿지 않도록 몸을 고정한다.

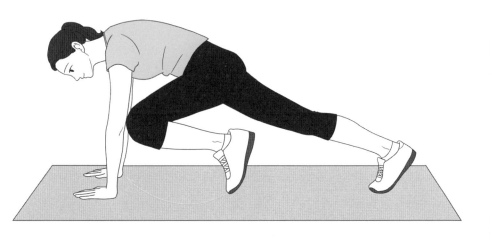

2 상체가 움직이지 않도록 주의하며 왼쪽 무릎을 굽혀 가슴 쪽으로 끌어당겼다가 제자리로 돌아온다. 10회 반복한 후 반대쪽 다리 도 같은 방법으로 실시한다.

한 발 옆으로 뻗으며 양팔 들어 올리기

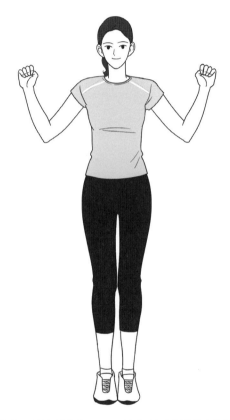

1 똑바로 서서 양발을 모으고 선다. 엄지를 감싸 주먹을 쥔 채 양팔을 직각으로 구부려 옆으로 들어 올린다.

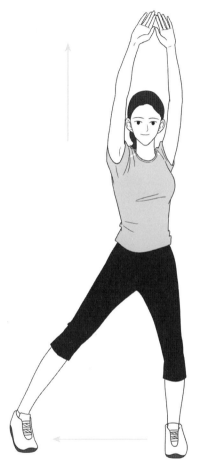

2 오른발을 옆으로 쭉 뻗는 동시에 양팔을 머리 위로 들어 올린다.
이때 양손은 쭉 펴 손바닥이 정면을 향하게 한다. 이 동작을 10회
반복한 후 발을 바꿔 같은 방법으로 실시한다.

양손으로 총 쏘고 내리며 무릎 들어 올리기

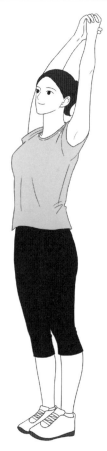

1 똑바로 서서 양발을 모으고 선다. 양팔을 가슴 앞으로 모아 양손은
권총 모양으로 깍지 낀 후 머리 위로 쭉 들어 올린다.

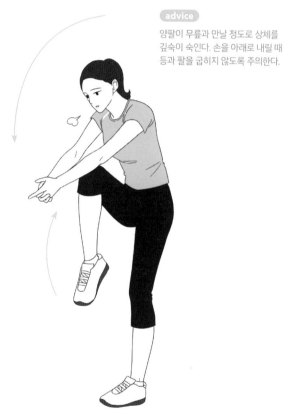

advice

양팔이 무릎과 만날 정도로 상체를
깊숙이 숙인다. 손을 아래로 내릴 때
등과 팔을 굽히지 않도록 주의한다.

2 양손을 정면 아래로 내리는 동시에 오른쪽 무릎을 배꼽 위까지 들어 올린다.
이 동작을 10회 반복한 후 발을 바꿔 같은 방법으로 실시한다.

쾌장으로 가는
완벽한 복근 운동

몇 년 전부터 보디 프로필 촬영이 유행하면서 초콜릿 복근, 11자 복근을 만들고자 하는 사람이 늘어나고 있습니다. 근육이 보기 좋게 발달한 복근은 건강하고 아름답지요. 그렇지만 과연 장 건강에 도움이 될까요?

장은 우리 의지와 상관없이 운동하는 장기입니다. 하지만 외부, 즉 몸 밖에서 적절한 자극을 주면 배변은 물론 장운동에 도움이 됩니다. 단 어떤 운동이냐에 따라 이야기는 달라집니다. 장에 자극을 주고 연동운동을 활발히 만들기 위해서는 두 가지를 충족해야 합니다. 장을 출렁이게 만들 수 있어야 하고, 복압에 변화를 줄 수 있어야 해요.

하지만 건강 관리의 끝판왕으로 여겨지는 복근 운동은 대부분 복부에 힘을 준 채 쥐어짜거나 비트는 식의 움직임으로 이루어져 있어요. 이런 운동은 장이 출렁이지도, 복압에 변화를 주지도 않지요. 다시 말해 장 연동운동이나 항문 괄약근에 도움을 주지 않는 운동인 셈입니다.

장은 내 마음대로 움직일 수 있는 장기가 아니기 때문에 운동을 통해 내 의지대로 비틀고 흔들고 끌어올릴 수 없습니다. 그러니 우리는 내장 자체를 출렁이게 만들어 장운동을 촉진하고, 복압에 변화를 주어 항문 괄약근을 단련해야 합니다. 그렇다면 이 두 가지 조건을 충족하는 운동은 무엇일까요? 간단히 알아봅시다.

복압을 높여라!
장 출렁 복근 운동의 기술

장이 출렁거리려면 어떻게 해야 할까요? 앞에서도 말했듯 조깅처럼 몸을 위아래로 끊임없이 움직여 장점막에 자극을 줄 수 있는 운동을 해야 합니다. 바로 그때 장운동이 활발하게 이루어질 수 있어요. 바르게 서서 오른발을 들고 오른손으로 찍는 식의 동작이나, 통나무가 굴러가듯 몸을 한쪽으로 데굴데굴 굴리는 운동도 장을 출렁이게 합니다. 다만 구르기 동작은 식사 후 2시간이 지나고 나서 해야 합니다. 역류성 식도염을 일으킬 수 있기 때문이에요.

복압에 변화를 주는 운동은 무엇이 있을까요? 복압은 복강 내의 압력으로, 쉽게 말해 배 속의 힘입니다. 이러한 복부의 압력이 장에 가해지면 자연스레 장에도 자극이 전달되기에 연동운동이 촉진되지요. 단 무리한 운동으로 복압을 비정상적으로 상승시킬 경우 오히려 몸에 더 해로울 수 있어요. 심한 경우 치핵에 걸릴 수도 있으므로 주의해야 합니다.

복압을 올릴 수 있는 운동 중에는 누운 자세에서 두 다리를 허공으로 올려 자전거를 타듯 동작하는 것이 좋습니다. 다리를 움직이지 않고 두 다리를 꼭 붙인 채 한꺼번에 들었다 내리는 동작도 대표적인 복근 운동이지만 이 동작은 복압에 변화가 없어 장운동에는 도움이 되지 않습니다.

반면 피해야 할 운동도 있습니다. 바로 물구나무서기입니다. 한때 장의 혈액순환을 돕고 코어를 강화하는 운동으로 물구나 무서기가 유행한 적이 있는데요. 이는 의학적으로 봤을 때 건강에 좋지 않은 동작입니다. 피가 너무 많이 몰려 심장에 부담을 줄 수도 있고, 허파에도 피가 몰려 허파 혈관에 울혈이 발생하기도 쉬워요. 심할 경우 쇼크가 오거나 뇌출혈이 생길 수도 있습니다. 같은 이유로 다리를 90도로 들어 올려 벽에 대는, 이른바 L 자 다리 동작도 피하는 게 좋습니다. 대신 발뒤꿈치 아래에 높은 베개를 대고 누워보세요. 두 다리를 심장보다 15도 정도 높게 놔두는 것은 혈액순환에 도움이 됩니다.

장 출렁 복근운동 1
몸 구부려 앞뒤로 구르기

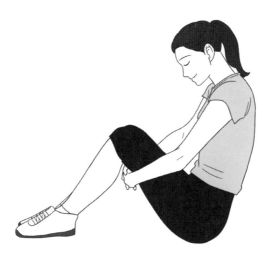

1 바닥에 앉아 양쪽 무릎을 세운 후 두 무릎 아래에서 양손을 맞잡는다.
이때 등은 살짝 구부리고 시선은 배꼽을 바라본다.

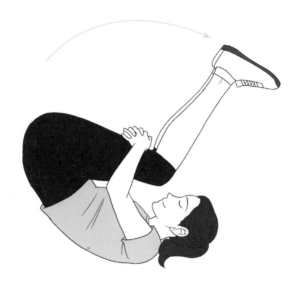

2 그 상태에서 뒤로 누웠다가 반동을 이용해 일어나 제자리로 돌아온다.
10회 반복한다.

누워서 하늘 자전거 타기

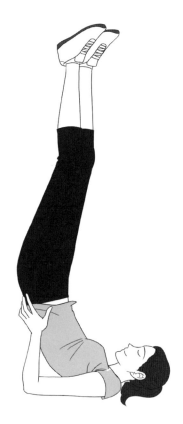

1 바닥에 등을 대고 누워 두 다리를 위로 높게 들어 올린 후
양손으로 등을 받친다. 이때 팔꿈치는 바닥에 고정한다.

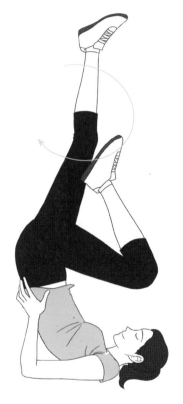

2 그 자세에서 자전거 페달을 밟듯이 두 다리를 번갈아 움직인다.
30초간 실시한다.

무릎 뒤로 접어 제자리 뛰기

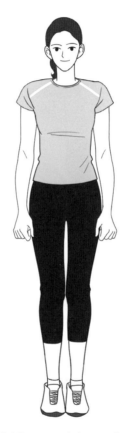

1 똑바로 서서 양발을 모으고 양팔은 몸 옆으로 편안히 내린다.

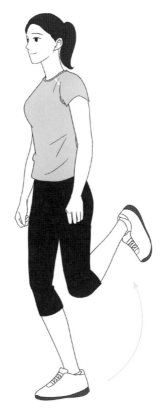

2 뒤꿈치가 엉덩이에 닿도록 한쪽 무릎을 뒤로 굽히면서 살짝 점프한다. 양
발을 번갈아 가며 30초간 실시한다.

뛰면서 오른손으로 오른발 터치하기

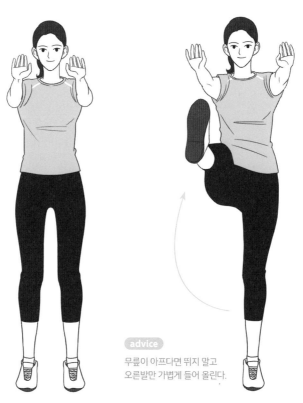

advice

무릎이 아프다면 뛰지 말고
오른발만 가볍게 들어 올린다.

1 바른 자세로 서서 양팔을 앞으로
쭉 들어 올린다.

2 왼발로 가볍게 점프하며 오른발
을 앞으로 쭉 들어 올려 오른손으
로 살짝 터치한다. 10회 반복한
후 발을 바꿔 같은 방법으로 실시
한다.

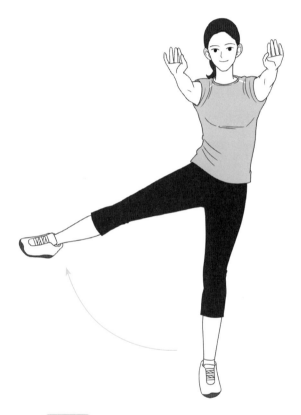

이번에는 같은 자세로 서서 발을 옆으로 들어 올려보자. 왼발로 가볍게 점프하며 오른발을 오른쪽으로 들어 올려 오른손 높이까지 들어올린다. 10회 반복한 후 발을 바꿔 같은 방법으로 실시한다.

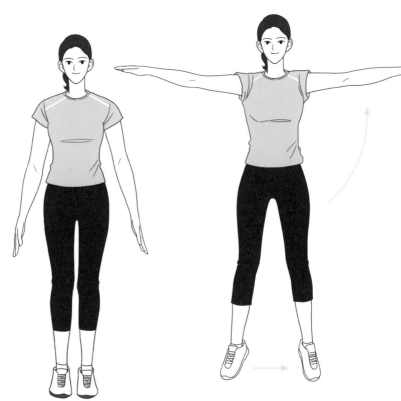

장 출렁 복근운동 5
양팔 벌려 뛰기

1 똑바로 서서 양발을 모으고 양팔
은 몸 옆으로 편안히 내린다.

2 두 팔과 두 다리를 동시에 양쪽으
로 벌리며 가볍게 점프했다가 처
음 자세로 돌아온다. 이때 두 팔은
어깨 높이까지 올린다. 30초간 실
시한다.

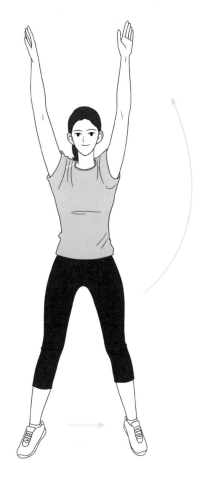

3 다시 두 팔과 두 다리를 양쪽으로 벌리며 가볍게 점프한다.
이때 두 팔은 머리 위까지 들어 올린다. 30초간 실시한다.

활기찬 장을 만드는
복식호흡

　복식호흡만으로도 장을 튼튼하게 만들 수 있습니다. 횡격막을 사용해 호흡하는 복식호흡은 복강의 압력을 높여 혈액순환을 원활하게 만들고 장의 연동운동을 활성화시킵니다. 더불어 코어근육과 주변 근육을 강하게 조여 복근 운동에도 도움을 줘요. 복식호흡을 통해 몸이 이완되고 마음의 긴장이 해소되어 안정을 되찾을 수 있습니다.

　복식호흡은 숨을 쉴 때 폐 밑에 위치한 횡격막을 아래로 밀어내 상복부만 부풀어 오르는 호흡법입니다. 방법은 어렵지 않아요. 숨을 들이마실 때 풍선이 부풀어 오르는 듯한 느낌으로 상복부를 부풀렸다가 천천히 내쉬면 됩니다. 하루에 2번, 1회에 3분 이상 시도해 보세요. 몸 곳곳으로 산소가 전해지면서 스트레스가 완화되고 장도 튼튼해질 거예요.

복식호흡, 따라 해보세요

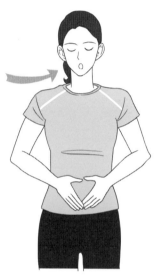 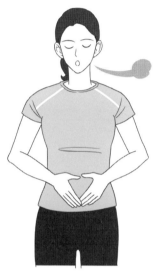

1 긴장을 풀고 편안한 자세에서 양 손을 배꼽 위에 얹어 삼각형을 만든다. 3초간 코로 숨을 크게 들이마시고 2초간 숨을 참으며 복압을 올린다. 숨을 들이마실 때 횡격막을 넓힌다는 느낌으로 복부를 풍선처럼 부풀려 손이 올라가야 한다.

2 횡격막을 등 쪽으로 당기는 느낌으로 5초간 입으로 숨을 천천히 내쉰다. 이때 풍선의 바람이 모두 빠지듯 복부가 수축해야 한다.

당신의 하루를

가볍게 만드는

생활습관

삶의 질을 높이는 좋은 습관이 있는가 하면 몸을 병들게 하는 나쁜 습관도 있습니다. 오랜 시간 동안 떨어진 작은 물방울이 바위를 뚫듯 우리가 인지하지 못하는 사이에 만들어진 잘못된 습관이 질환을 유발합니다. 특히 배변과 관련한 나쁜 습관은 항문과 장은 물론 모든 신체 건강까지 위협합니다.

사실 잘못된 습관이라는 것을 알면 고치기라도 할 텐데, 대부분의 사람은 자신의 습관이 건강을 해칠 수 있다는 생각조차 하지 못합니다. 한번 우연히 시작한 행동을 매일 기계적으로 반복하는 경우가 많지요.

그렇다면 우리가 무심코 하는 잘못된 습관은 무엇일까요? 변기에 3분 이상 오래 앉아 있기, 변의감을 느껴도 바로 화장실로 가지 않고 계속 참기, 변을 볼 때마다 강한 물줄기의 비데 사용하기 등이 바로 대표적인 나쁜 습관입니다. 그중 변기에 오래 앉아 있는 행동은 어느 가정을 둘러봐도 꼭 한 명은 하고 있을 정도로 매우 흔한 배변습관입니다. 하지만 이것만큼 항문을 망가뜨리는 최악의 습관은 없다는 사실을 명심해야 해요.

아리스토텔레스는 이렇게 말했습니다. "현재의 당신은 당신이 반복적으로 해온 행동의 합이다." 혹시 우리는 미처 인지하지 못하고 행한 나쁜 습관으로 스스로를 아프게 만들고 있지는 않나요?

내일 쌀 똥을
미리 싸지 마세요

"화장실에 들어가면 20분은 기본이에요. 금방 변이 나올 것 같아서 계속 앉아 있다 보면 20분이 훌쩍 지나가더라고요. 치질이 생길까 봐 걱정되긴 하지만 도저히 일어날 수가 없어요."

"시원하게 변을 본 게 언제인지 기억도 안 나요. 변기에 10분 정도 앉아 있어도 나오다 만 느낌이에요. 대변보러 갔다 오면 늘 찝찝한 기분이 듭니다."

"변기에 앉았다 일어나 정리하기까지 거의 20분은 걸리는 것 같아요."

"화장실에 다녀오고 난 직후에도 남아 있는 잔변감 때문에 다시 화장실에 들어갈 때가 한두 번이 아니에요. 조금만 더 앉아 있으면 확실히 해소될 거 같은 느낌에 계속 앉아 있다 보면 화장실에서 보내는 시간이 너무 길어집니다."

잘못된 배변습관으로 화장실이 인내의 장소로 바뀐 사람들이 많습니다. 본인도 힘들겠지만 화장실 밖에서 차례를 기다리는 사람도 괴롭기는 마찬가지입니다. 도대체 왜 그들은 변기를 떠나지 못하는 걸까요? 모두 하나같이 '내일 쌀 똥을 미리 싸려고' 하기 때문이에요.

10분, 20분 변기에 앉아서 변을 보는 사람들은 내일이나 모레 쌀 똥까지 미리 당겨서 싸는 경우가 대부분입니다. 항문이 열리기만 하면 바로 나가려고 직장에서 기다리고 있는 변뿐만 아니라 그 위의 하행결장에 있는 것, 다시 말해 내일이나 모레에 배출되기 위해 천천히 직장으로 내려오는 똥을 기다렸다가 내보내 버리는 것이지요. 하지만 굳이 오랜 시간 변기에 앉아 내일 만나야 할 배설물까지 기다릴 필요는 없습니다. 오늘 쌀 똥만 싸도 충분해요. 심지어 아무것도 싸지 못했다 해도 괜찮습니다. 내일 나올 테니 걱정하지 마세요.

이렇게 말하면 "계속 화장실에 가고 싶은 느낌이 남아 있는데, 그건 어떡하죠?"라고 반문합니다. 앞에서도 말했듯 직장에 변이 있으면 15초 내에 배출되기 시작해 3분 안에 배변이 모두 이루어집니다. 만약 이때 배변이 이루어지지 않는다면 지금 느껴지는 변의감의 원인이 다른 데 있을 가능성이 매우 높아요. 치핵 덩어리나 암 덩어리가 있을 수도 있고, 혹은 괄약근이 약해지면서 직장 점막이 직장 아래쪽으로 밀고 내려와 똥 마려 신경을 눌러 변의감을 느끼는 경우이지요. 이때 변의감을 없애겠다고 변기 위에 계속 앉아 있으면 혈액이 몰려 치핵이 더 심해질 수 있고 변비가 생기기 쉽습니다.

따라서 3분 이내 변을 보지 못하고 계속 변의감이 느껴진다면 항문외과를 찾아 진료를 받아보는 게 좋습니다. 병원 진료후 이상이 없다면 변기에서 과감히 일어나는 습관을 들여야 합니다. 일어서야 할 때 일어서야 항문이 건강해집니다.

쾌변하지 못하는 뜻밖의 원인,
변 참기

대변을 참는 습관은 당장 버려야 할 습관입니다. 버스나 지하철 등 대중교통을 타고 있어 어쩔 수 없이 참아야 하는 상황도 있지만 대부분은 습관적으로 참는 경우가 많아요. 하지만 절대 참아서는 안 됩니다. 신호가 오면 바로 변기에 앉아야 해요. 늘 같은 시간에 변을 보던 사람이라면 더더욱 대장과 맺은 약속을 지켜야 합니다.

대변을 참으면 안 되는 가장 큰 이유는 이 습관이 변비를 불러일으키기 때문입니다. 직장으로 200cc 정도의 대변이 내려와 그 압력에 의해 자극을 받았을 때 우리는 변의를 느껴요. 이때 바로 화장실로 달려가 배변 활동을 해야 하지요. 그런데 이때 화장실에 가지 않고 참아버리면 항문이 꽉 오므려지면서 다시 대변을 위로 올려보내요. 그러면 직장 순응도에 의해 직장이 이완되어 압력이 떨어지고, 직장 점막에서 대변의 수분과 이온을 빨아들이며 대변이 더욱 단단해져 150cc 정도로 양이 줄어들어요. 그러면 당연히 화장실에 가고 싶다는 느낌도 사라집니다. 직장에는 최대 400cc까지의 대변을 담을 수 있는데 이런 식의 일이 몇 번 반복되다 보면 400cc짜리의 매우 거대하고 단단한 대변이 만들어져요. 이와 같이 딱딱한 대변을 내보내려 힘을 쓰다 보면 항문이 찢어지고 내치핵도 커지게 되지요. 결국 변을 참는 습관은 변을 더욱 단단하게 만들어 변비를 악화시킬 뿐입니다.

게다가 대변을 참다 보면 점점 감각이 둔해집니다. 목이 마를 때는 빠르게 물을 마셔야 하는데 습관적으로 물을 잘 마시지 않는 것과 같지요. 이들은 점차 목이 마르다는 감각에 둔해집니다. 대변을 참는 습관도 같은 원리입니다. 화장실에 가고 싶다는 신호를 민감하게 받아들여야 하는데 습관적으로 참다 보면 분명한 변의감을 느껴도 업무나 TV 시청 등 다른 일에 집중하면서 잊어버리게 됩니다. 그러면 점차 변의감에 대한 감각이 둔해지면서 그다음부터는 변의감을 느끼는 감각을 덜 느껴요. 이런 상태가 지속되면 대변이 꽉 차 있어도 화장실에 가고 싶다는 생각이 들지 않거나, 높은 압력이 가해질 때만 배변할 수 있게 됩니다.

변의감을 느꼈다면 그 즉시 화장실에 가야 합니다. 그래야 감각이 둔해지는 것을 막을 수 있고 변비도 예방할 수 있습니다.

비데가
질병을 불러올 줄이야

배변 후 비데를 사용하면 깔끔하게 처리할 수 있다는 장점이 있지요. 그래서 많은 사람의 사랑을 받고 어느새 가정 필수품으로까지 자리 잡게 되었어요. 하지만 변을 볼 때마다 습관적으로 비데를 사용하는 것은 항문 건강에 좋지 않습니다. 특히 수압을 높여 사용하는 것은 결코 하지 말아야 할 행동이에요. 더 청결하겠다는 욕심에 강한 물살을 사용하는 경우가 많은데 이는 자칫 항문 출혈을 일으키거나 괄약근을 약하게 만들 수 있습니다. 또 강한 수압이 괄약근을 자꾸 자극하면 괄약근이 확확 열리며 변이 샐 수도 있어요.

무엇보다 수압이 세면 억지로 '비데 관장'을 하게 된다는 것이 가장 큰 문제입니다. 강한 물줄기를 항문에 쏘면 직장 안까지 물이 들어가며 관장이 됩니다. 그런데 이는 직장 안에서 인공적으로 똥물을 만드는 셈입니다. 그 결과 항문을 깔끔하게 관리하겠다는 의도와는 달리 항문 주변에 염증이 생기는 항문 농양을 만들 수 있어요. 또 강한 물살이 항문에 묻어 있는 변에 닿을 수도 있는데, 여성의 경우 이렇게 오염된 물이 질 속으로 들어가면 질염을 일으킬 수 있고 남성의 경우에는 고환 주변에 묻었을 때 곰팡이균이 생겨 가려움증을 겪을 수도 있어요. 가능한 한 비데를 사용하지 않는 것이 좋지만 포기할 수 없다면 항문을 씻는 정도로만 사용해야 합니다.

지금부터 올바른 비데 사용법을 알아봅시다. 우선 수압을 자신의 항문에 맞게 조절해야 합니다. 사람마다 골반의 구조나 엉덩이 모양에 따라 항문의 높이가 달라요. 엉덩이에 살이 많거나 골반이 큰 사람은 항문의 위치가 높은 반면 골반이 벌어졌거나 엉덩이 살이 없는 사람은 항문의 위치가 낮습니다. 따라서 처음에는 비데의 수압을 가장 약하게 낮춘 상태에서 항문에 닿을 때까지 조금씩 수압을 올려야 합니다. 그러다 항문에 물이 닿으면 수압을 조금 더 세게 올려 항문을 헹궈냅니다. 물줄기가 약해 깔끔하게 세척이 될까 의심할 수도 있지만 이것만으로도 충분합니다. 오히려 항문을 때리는 강한 물줄기가 질병을 초래할 수 있다는 사실을 기억해야 합니다.

비데 사용 시 잊지 말아야 할 사실이 또 하나 있습니다. 바로 필터 교체입니다. 균은 온수에서 번지기 쉽습니다. 그러니 정기적으로 자주 필터를 교체해 세균을 걸러내고, 항상 비데 위생에 신경써야 합니다.

5년 전 치질 수술을 받았던 50대 남성이 치핵이 재발했다며 찾아왔습니다.

"수술 후 한동안은 화장실 가서도 3분 이내에 변을 보고 나왔는데 1년쯤 뒤부터는 다시 예전 습관이 발동하더라고요. 화장실에 갈 때 휴대폰을 들고 가서 그런지 변을 보는 시간이 엄청나게 늘어났습니다. 요즘엔 20~30분까지 앉아 있다 보니 치핵이 재발한 거 같아요."

수술 부위에서 치핵이 재발하는 일은 드물지만 수술 부위가 아닌 다른 부위에서 치핵이 새로 생겨 병원에 오는 경우는 매우 많습니다. 이는 대부분 이 환자와 같이 나쁜 배변습관이 원인입니다. 병원에서 병을 치료할 수는 있지만 사실 기본적으로 건강은 스스로 지켜야 하는 것이지요. 특히 병을 만든 나쁜 생활습관을 고치지 않으면 '신의 손'이라 불리는 명의라 할지라도, 모든 병을 고치는 만병통치약을 먹어도 아무 소용 없습니다.

항문과 장 건강의 해답은 생활습관 속에 있습니다. 하지만 습관을 하루아침에 바꾸는 것은 쉬운 일이 아니지요. 그러니 완벽하게 모든 습관을 바꾸려 하기보다 지금 당장 할 수 있는 것부터 하나씩 바꿔나가 보세요. 그러면 분명 좋은 습관만 남게 됩니다. 올바른 배변습관만 잘 들여도 항문에서 발생하는 대부분의 문제는 완벽히 치유됩니다.

지금부터 항문과 장 건강을 평생 지킬 수 있는 두 가지 습관을 알려드립니다. 3분 내로 배변하기와 배변 리듬을 만드는 방법입니다. 돈도, 긴 시간도 필요하지 않아요. 일상생활에서 아주 쉽고 간편하게 따라 할 수 있지만 효과는 매우 강력한 실천법입니다.

배변하는 최적의 시간,
3분

좋은 습관을 들이려면 규칙적인 행동과 더불어 시간 전략이 필요합니다. 건강한 항문을 위해 지켜야 할 배변 시간은 3분입니다. 올바른 타이밍이라면 변기에 앉은 뒤 1~2분 안에 반드시 변이 나오기 시작해요. 그런데 3분이 다 되도록 변이 나오지 않는다면 직장에 변이 없다는 의미입니다. 또는 가짜 변의감으로 인한 현상이지요. 이럴 때는 과감하게 일어서야 합니다. 만약 변이 딱딱하게 굳어 배출되지 않는 상황이라면 전문가의 진료가 필요하니 잘 구분할 수 있도록 해야 합니다.

우리가 변기에 앉아 있는 자세를 생각해 보세요. 자연스레 항문 쪽으로 피가 몰리는 자세입니다. 그런데 이 자세로 오래 앉아 있으면 어떻게 될까요? 항문 주변 혈관 속에 피가 많이 모이기 때문에 혈관이 부풀고 그것이 덩어리가 되면서 내치핵을 형성하게 돼요. 그러니 배변은 3분 이내로 해결하는 것이 좋습니다. 옷을 벗고 변기에 앉아 대변을 본 뒤 옷을 입는 과정까지 포함해 5분을 넘기지 말아야 합니다.

만약 3분이 지났는데 조금밖에 싸지 못했다면? 그래도 무조건 일어나야 합니다. 이런 식으로 3분간 배변하는 습관을 1~2주 반복하면 그다음부터는 3분 안에 대변이 알아서 배출되게 돼 있어요. 처음에는 힘들더라도 '배변 시간=3분'을 공식처럼 몸에 익혀야 합니다.

화장실에서 10~20분 이상 앉아 있는 이들을 보면 대개 휴대폰이나 책을 들고 들어가는 경우가 많아요. 이런 습관은 치질과 변비를 불러오는 주범입니다. 변을 보러 화장실에 들어갈 때에는 배변 활동에만 집중해야 장과 항문을 지킬 수 있다는 것을 명심하세요.

아침 식사 후 화장실로! 배변 리듬 만들기

"아침마다 쾌변을 하는 사람을 보면 그렇게 부러울 수가 없어요!"

변비로 고생하는 환자들이 입 모아 하는 말입니다. 하지만 우리 모두 할 수 있는 일입니다. 화장실 트레이닝으로 배변 리듬을 만들면 됩니다.

우리가 잠을 자면 장운동도 느려집니다. 그렇지만 오해하지 마세요. 속도만 느릴 뿐 자신의 업무에 최선을 다하고 있습니다. 잠들기 전에 먹었던 음식물을 소화·흡수한 뒤 수축운동을 통해 음식물 찌꺼기를 항문 쪽으로 천천히 밀어내 배변을 준비하지요.

이 활동을 계속하다 보면 장운동이 자극을 받아 활성화되는 때가 있어요. 장이 본래의 기능을 본격적으로 할 수 있게 스위치가 탁 켜지는 순간이죠. 아침에 눈을 뜰 때, 위에 음식물이 들어갈 때, 위에서 소화된 음식물이 소장으로 내려가기 위해 닫혀 있던 괄약근이 열릴 때 장운동이 각성됩니다.

이 세 가지 경우가 합쳐지는 순간이 배변하기 가장 좋은 타이밍입니다. 바로 아침 식사 후 30~60분 사이입니다. 이 시간을 '배변 타임'으로 정하세요. 그리고 매일 같은 시간에 3분간 변기에 앉아요. 배변하고 싶은 느낌이 없거나 변비가 있어도 한결같이 앉아 있다 보면 어느새 배변 리듬이 생겨 순조로운 배변 활동으로 이어집니다.

가장 좋은 배변 리듬은 아침 식사 후 30분이지만 출근 준비나 다른 일정으로 여의치 않다면 저녁 퇴근 후로 설정해도 좋습니다. 퇴근 후 저녁을 먹고 샤워하기 직전을 배변하는 시간으로 정하는 겁니다. 마음이 편안해지고 몸이 이완되어 배변이 잘돼요. 장운동이 활발한 아침 식사 후 30분과 저녁에 샤워하기 전 두 시간을 모두 배변 시간으로 습관을 들인다면 이보다 더 좋을 수 없어요. 제가 환자들에게 추천하는 배변 리듬이기도 합니다.

최적의 배변 타임

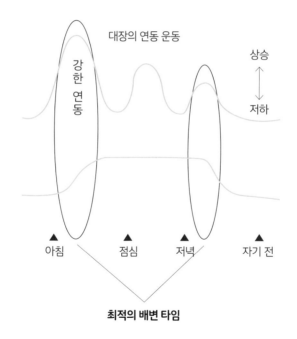

최적의 배변 타임

늘 같은 시간에 배변하는 습관은 항문과 장이 건강해지는 첫 걸음입니다. 변비 탈출의 구세주가 될 수 있어요. 1~2주만 노력해 봅시다. 아침마다 쾌변하는 기쁨을 누릴 수 있을 겁니다.

쾌변을 부르는
바른 배변 자세 익히기

알고 있나요? 배변이 술술 이루어지는 자세는 따로 있습니다. 많은 사람이 변기 위에 앉을 때 몸을 꼿꼿이 세우는데 이 자세는 오히려 배변 활동을 방해합니다. 우리 몸은 원래 꼿꼿이 앉은 자세에서는 배변 통로가 완전히 열리지 않게 설계되었기 때문입니다. 우리 몸의 구조를 살피면 좀 더 쉽게 이해할 수 있습니다.

우리가 앉거나 서 있을 때 직장과 항문을 고리처럼 걸어 한쪽 방향으로 꺾이게 만드는 근육이 있습니다. 바로 '치골직장근'입니다. 이 근육이 직장을 세게 당기는가, 느슨하게 풀어주는가에 따라 각도가 달라지는데 이 각을 '항문직장각'이라고 해요. 평상시에는 치골직장근이 직장을 당기고 있어 직장과 항문의 각이 90도 이하를 이룹니다. 그 덕에 대변이 흘러나오는 걸 막을 수 있지요.

반대로 치골직장근이 느슨해지면 꺾임이 사라지면서 직장과 항문이 이루는 각이 120도까지 펴집니다. 즉 배변 통로가 일직선이 되어 스키를 타고 거침없이 내려오듯 대변이 한 번에 말끔히 배출될 수 있어요.

치약과 같다고 생각하면 더 이해하기 쉬워요. 꺾어진 치약과 쫙 펴진 치약 둘 중에 어떤 치약이 더 잘 나올까요? 생각할 것도 없이 쫙 펴진 치약입니다. 우리의 화장실 상황도 마찬가지입니다. 각도가 중요합니다.

배변 시 항문직장각의 변화

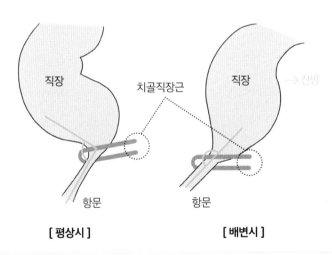

[평상시]　　　　　　[배변시]

자, 이제 앞서 말한 각도를 염두에 두고 변이 미끄러지듯 잘 나오는 자세를 설명하겠습니다. 이대로만 따라 하면 직장이 상쾌하게 비워지는 느낌을 경험하게 될 거예요. 방법은 간단합니다. 변기에 앉아 두 다리를 45도로 벌리고 양쪽 팔꿈치를 양쪽 무릎 끝에 대세요. 그러면 자연스레 허리가 숙여집니다. 그 상태에서 배꼽을 앞으로 내밀면 골반이 벌어지고 회음부 하강이 이루어져요. 이때 상체의 안정감을 주기 위해 양손은 깍지를 끼고, 일어설 때 어지럽지 않도록 고개는 들고 있습니다. 바로 이 자세가 항문직장각이 일자로 펼쳐지는, 일명 '쾌변을 부르는 자세'입니다.

이때 발 아래 발 받침대를 대는 것이 쾌변에 더 도움이 된다고 생각하는 사람도 있습니다. 그러나 앞서 설명한 자세로도 이미 충분할 뿐만 아니라 발 받침을 활용할 경우 오히려 옛날처럼 쪼그려 앉는 불편한 자세에 가까워지므로 굳이 사용할 필요는 없으니 참고하세요.

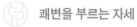 쾌변을 부르는 자세

[일반적인 배변 자세]

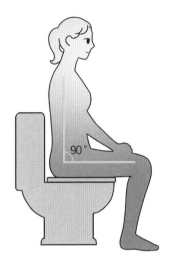

90°

[쾌변을 부르는 배변 자세]

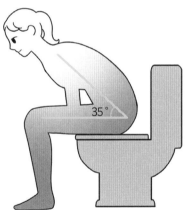

35°

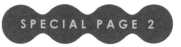

배변하기 좋은
화장실 환경은?

아침에 출근 준비로 정신없는 시간, 배변 신호가 오면 어떤
가요? 맘이 급해 허둥지둥 하다 보면 변도 잘 나오지 않죠. 그
런데 이것이 모두 부교감신경의 영향 때문이라는 사실을 알고
있나요?

항문 괄약근이 활짝 열려야 변이 밖으로 나갈 수 있습니다.
그런데 이 기능은 자율신경 중 부교감신경에 의해 조절됩니다.
자율신경은 심장 박동, 호흡, 소화, 눈물과 침의 분비 등 우리
몸의 기능을 자율적으로 조절하는 신경이에요. 교감신경과 부
교감신경으로 구분되는데 이 두 신경이 서로 도우며 우리 몸의
안정성을 유지합니다. 교감신경은 낮 시간, 특히 긴장하거나
흥분했을 때 활발하게 활동하고, 정서적인 면을 관장하는 부교
감신경은 수면이나 휴식 중에 활발해져요. 따라서 원활한 배변
을 위해서는 화장실 환경을 편안하게 만들어 부교감신경을 높

여주는 것이 좋습니다.

우선 화장실의 조명은 흰색이나 파란색과 같은 밝은 빛보다 주황색 계통의 조도가 낮은 종류가 알맞아요. 잔잔한 음악과 향긋한 디퓨저도 심신을 느긋하게 만드는 데 도움을 줍니다. 그림을 걸어둘 경우 편안함을 느끼게 하는 초원이나 바람에 흔들리는 갈대 그림이 좋습니다. 직선이나 각이 있는 그림, 뾰족뾰족한 그림, 무게감 있는 정물화는 권하지 않습니다. 만약 변기 맞은편에 거울을 놓는다면 낮게 설치하는 게 좋아요. 거울이 높게 위치해 있으면 무의식적으로 거울을 보려고 자꾸 몸을 일으키기 때문이죠. 3분 내 변을 봐야 하므로 3분짜리 모래시계를 놓는 것도 좋습니다.

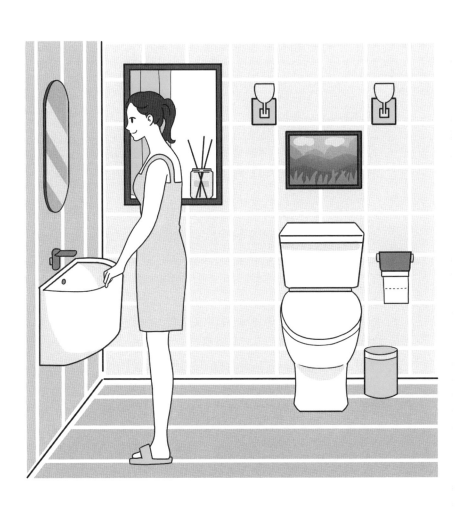

항문 깨끗이 잘 닦는 법

'항문을 닦는다' 하면 대부분 앞에서 뒤로, 뒤에서 앞으로 밀면서 닦는 것을 생각합니다. 하지만 이 방법은 결코 좋지 않아요.

바닥에 밀가루가 떨어져 있을 때 닦아야 하는 상황을 생각해보세요. 휴지로 밀가루를 닦으면 밀가루가 계속 밀리고 바닥에 남아 깨끗하게 닦이지 않습니다. 일부는 닦아지지만 계속 밀리죠. 결국 마지막에 밀가루를 집어내듯 닦아야 끝이 납니다.

항문을 닦는 방법도 마찬가지에요. 변을 모두 집어내듯 닦아내야 합니다. 엄지와 검지를 이용해 깨끗한 화장지 면으로 두세 번 대변을 앞뒤로 집어낸 다음 마지막으로 항문을 찍어내듯 닦아주세요.

이때 뒤처리는 뒤쪽에서 하는 게 좋습니다. 생식기와 반대되는 방향으로 닦는 것이지요. 대변이 묻은 화장지를 생식기 쪽으로 닦으면 항문에 있는 대장균이나 박테리아가 요도나 생식기로 이동할 수 있기 때문입니다.

항문 뒤쪽에서 변을 앞뒤 방향으로 집어내듯 닦은 후 도장 찍듯 찍어내야 깨끗하게 닦을 수 있고, 피부질환이나 자극에 의한 가려움증 등을 모두 예방할 수 있습니다.

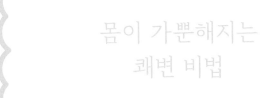

몸이 가뿐해지는
쾌변 비법

묵직한 아랫배와 함께 갑갑한 생활을 반복하다 쾌변을 이룬 순간 몸이 날아갈 듯 가벼워지는 경험을 해본 적 있을 겁니다. 누구나 이러한 순간을 기다리겠지요. 평생 이렇게 가볍고 상쾌한 기분으로 생활하기 위해서는 평상시에도 쾌변할 수 있는 몸으로 만들어가는 것이 좋습니다.

사실 대변은 청개구리 기질을 가지고 있습니다. 출근 준비로 바쁘거나 빠듯한 일정으로 정신 없을 때, 빨리 화장실에 가고 싶지만 이런 나의 속도 모르고 세월아 네월아 하며 도통 나오지를 않아요. 반대로 몸의 긴장이 풀리고 심신이 안정되어 있을 때는 전속력으로 질주합니다. 우리가 휴식을 취할 때 활발해지는 부교감신경에 의해 장운동도 활발해져 쾌변으로 이어지는 거예요.

그렇다면 쾌변을 위해 우리가 해야 할 가장 첫 스텝은 무엇일까요? 바로 최대한 몸을 이완시키는 것입니다. 좌욕으로 항문을 따뜻하게 만들고, 깊은 잠을 충분히 자면 쾌변에 도움이 됩니다. 만병의 근원인 스트레스도 줄일 수 있다면 더욱 좋지요. 쾌변을 위한 단 하나의 비책이란 없습니다. 여러 방법을 꾸준히 실천해 쾌변할 수 있는 컨디션을 계속 유지하는 게 최선입니다.

쾌변은 장도 몸도 건강하다는 친절한 알림입니다. 시원한 배변으로 장이 편안한 아침을 맞이하고 싶다면 지금부터 소개하는 여러 방법을 실천해 봅시다.

잠이 보약입니다

숙면을 이루지 못한다고 호소하는 이들을 보면 대개 변비에 시달리는 경우가 많습니다. 사실 이는 우연이 아닙니다. 잠을 제대로 자지 못 하면 신체 리듬이 깨지면서 자율신경에 악영향을 끼치기 때문입니다. 밤에 활발해지는 부교감신경이 본래의 기능을 하지 못해 장 리듬이 뒤죽박죽되면서 장의 연동운동이 둔해지지요. 그러면 노폐물이 쌓이고 혈관이 이완되어 치핵덩어리가 커집니다. 자연스럽게 변비도 따라붙어요. 매일 아침 배변습관이 있는 사람이라도 숙면을 취하지 못하면 배변 리듬이 깨질 수 있습니다.

질 좋은 수면은 심신의 피로를 풀어줄 뿐만 아니라 부교감신경을 활성화시킵니다. 긴장을 풀고 편안한 상태에서 깊은 잠에 들면 부교감신경이 활성화된 상태가 유지되면서 장도 활발히 움직여요. 그러면 다음 날 쾌변과 함께 기분 좋은 아침을 맞이할 수 있습니다.

간혹 숙면을 취하고 싶어도 뜻대로 되지 않는다고 말하는 사람도 있습니다. 이들은 대개 잠들기 직전까지 컴퓨터나 휴대폰을 보는 습관을 가진 경우가 많아요. 하지만 소음과 함께 화면의 강한 빛이 눈에 들어오면 교감신경이 계속 활성화되어 수면을 방해합니다. 따라서 잠자리에 들기 1시간 전에는 숙면을 위해 모든 전자기기를 끄고 긴장을 풀어야 합니다.

✓ 장의 활동을 최고조로 유지하기 위해 밤 12시 이전에 잠에 든다.

✓ 잠에 들기 1시간 전 컴퓨터와 휴대폰을 끄고
  모든 전자기기의 사용을 멈춘다.

✓ 격한 운동은 취침 2~3시간 전에 모두 마친다.

✓ 침실은 조용하고 어둡게 만든다.

✓ 적정한 온도(여름철 25~26℃, 겨울철 18~22℃)와 습도(60%)를 유지한다.

3분 좌욕의 힘

좌욕이 항문 건강에 매우 좋다고 아무리 이야기해도 이를 직접 실천하는 사람은 매우 적습니다. 하지만 좌욕은 짧은 시간 항문과 그 주변 근육을 이완하는 데 최고의 방법입니다. 물론 좌욕을 통해 치핵이 사라지거나 항문 질환이 자연치유되는 것은 아닙니다. 하지만 변비, 치질, 생리통 등 다양한 증상을 완화하는 데 대단히 효과가 좋습니다.

혹시 좌욕이 히포크라테스 시대 이전부터 시행된 항문 질환의 오래된 치료법이라는 사실을 알고 있나요? 수천년 동안 많은 사람들에 의해 지속된 방법이라면 그 효과는 이미 증명된 것이나 다름없습니다. 따뜻한 물에 항문을 담그면 항문 괄약근이 이완되고 항문의 압력이 낮아지는 효과가 있어요. 혈액순환이 원활해져 항문의 불편함과 가려움증과 같은 증상도 호전됩니다. 무엇보다 변비와 치질 등의 증상을 완화하는 효과도 뛰어납니다.

좌욕이 더 매력적인 이유는 실천하기 쉽고 짧은 시간 동안 할 수 있기 때문이에요. 딱히 질환이 없어도 평소 주 1~3회 정도 하면 건강에도 매우 좋습니다.

올바른 좌욕법은 다음과 같습니다. 변기 위에 좌욕기를 올려놓고 38~40℃ 정도의 따뜻한 물을 채운 뒤 항문이 충분히 잠기도록 엉덩이를 담가요. 시간은 3분이면 충분합니다. 많은 사람이 오랜 시간 좌욕을 하면 효과도 더욱 좋을 것이라 착각하지만 이는 오해입니다. 장시간 앉아 있으면 오히려 항문 부위의 압력이 증가할 수 있으며 괄약근이 과도하게 열려 치핵이 더 커질 수 있습니다. 너무 뜨거운 물을 사용하지 않도록 조심합니다. 화상의 위험이 있고 항문에 있던 상처에 염증이 생길 수도 있습니다.

좌욕은 결코 실패할 수 없는 가장 효과적이며 쉬운 실천법입

니다. 평소 꾸준히 관리하면 항문 건강은 물론 쾌변의 즐거움
도 누릴 수 있으니 모두 시도해 봅시다.

항문이 하루하루 더욱 건강해지는 좌욕법

- ✓ 38~40℃ 정도의 따뜻한 물을 좌욕기에 채운 후
  항문이 충분히 잠기도록 앉는다.
- ✓ 이때 반드시 변기 위에 좌욕기를 올리고 사용한다.
  바닥에 놓을 경우 항문이 압박될 수 있다.
- ✓ 3분간 자세를 유지한다.
- ✓ 매일 1~3회 실시한다. (배변 후, 취침 전)

스트레스
최대한 덜어내기

바쁜 일상을 사는 현대인은 스트레스를 한 몸처럼 달고 삽니
다. 업무는 물론 학업, 대인관계 등 스트레스를 받지 않기란 불
가능한 일에 가깝지요. 계속되는 스트레스로 인해 변비와 설사
를 앓는 사람도 많습니다. 이유인즉슨 장이 스트레스에 매우
민감하기 때문입니다.

스트레스를 받으면 부신피질에서 코르티솔이 다량 분비되는데, 이 호르몬은 우리 몸을 긴장 상태에 놓이게 만듭니다. 그러면 교감신경이 흥분한 상태로 돌입하면서 말초혈관이 수축해 혈액순환이 저하돼요. 자율신경의 조화도 깨지고 대사 기능에도 문제가 발생하지요. 그 결과 장운동이 느려지면서 소화불량이 나타나고 변비와 설사 증상도 앞다투어 나타납니다.

결국 장 건강은 스트레스와 밀접한 관계가 있습니다. 변비를 없애고 쾌변의 길에 접어들고 싶다면 우선 스트레스를 먼저 해소해야 합니다. 사실 스트레스를 아예 받지 않는다는 것은 불가능하지요. 대신 명상이나 심호흡, 운동 등을 통해 최대한 덜어내도록 해야 합니다. 수시로 스트레칭을 해 몸을 이완합시다. 공원을 가볍게 걷거나 조깅을 하는 것도 스트레스를 줄이는 데 도움이 되니 모두 시도해 봅시다.

똥꼬의사, 임익강 원장이 제안하는
333 항문 관리법

333요법은 항문을 건강하게 만드는 가장 효과적인 방법입니다. 평소 꾸준히 따라 해 습관으로 만들면 항문이 건강해지고 잔변감과 가짜 변의감을 줄일 수 있습니다. 신호가 왔음에도 화장실에 제대로 가지 못할 때 333요법을 실시해 보세요. 만약 이때 변의감이 금세 사라진다면 이는 가짜 변비입니다. 다만 333요법을 시행하였음에도 잔변감과 변의감 등이 줄어들지 않고 여전히 화장실을 시원하게 다녀오지 못한다면 전문의의 진찰이 필요합니다.

3분 이내 똥 싸기

직장에 변이 있는 경우 1~2분 안에 변을 시원하게 보는 것이 정상입니다. 3분 안에 똥을 싸지 못한다면 직장에 변이 없다는 의미이므로 미련 없이 일어 섭니다.

3분 좌욕하기

38℃~40℃ 정도의 따뜻한 물에 항문을 충분히 담급니다. 그러면 항문 괄약근이 이완되고, 혈액순환이 원활해져 치핵 부종이 감소되며 항문 불편감과 가려움증 등의 증상이 줄어들어요. 변비와 치질 등의 증상 완화에도 탁월합니다. 단, 반드시 좌변기 위에서 시행하세요.

30분 침대 위에 엎드리기

가슴과 배, 무릎이 침대에 닿도록 엎드려 몸을 이완시킵니다. 평소 앉아 있는 자세는 항문으로 피가 몰리는 자세이지만, 엎드려 있으면 엉덩이가 높은 상태가 되어 항문의 부기가 빠지고 변의감이 사라집니다.

부록

Q&A

뚱꼬의사가 알려주는

항문 관련 궁금증

변비약으로 변비를 고칠 수 있나요?

변비약이 변비 해소에 도움이 될 수는 있지만 가급적 식습관과 배변습관을 함께 개선하는 것이 좋습니다. 특히 변비가 발생할 때마다 습관적으로 변비약을 섭취하는 사람들이 꽤 많은데 이는 오히려 변비를 악화시키는 원인이 될 수 있습니다.

변비약에 의존하면 대장이나 항문 괄약근의 활동성이 떨어져 약의 도움 없이는 스스로 운동하지 못하는 상태에 이르게 됩니다. 또 대변 징후를 느끼지 못해 배변하는 데 어려움을 겪을 수도 있어요. 따라서 변비약을 임의로 복용하기보다 병원을 찾아 전문의와 상담 후 적절한 약을 처방받는 것이 좋습니다.

겨울이 되면 변비와 치질이 심해지는 듯한데, 정말 계절의 영향이 있나요?

변비는 계절과 상관이 없지만 치질에는 작게나마 영향을 미칩니다. 우리 병원에서도 통계적으로 겨울에는 치핵 환자가 많고, 여름에는 치루 환자가 많은 편입니다.

날씨가 추워지면 말초혈관이 수축하고 혈액순환이 원활해지지 않아요. 또 입김으로 수분이 많이 날아가 피부도 건조해지지요. 이 모든 것이 서로 연관되어 변비가 올 수도 있고, 항문의 혈액순환이 저하되면서 치핵이 생기거나 커질 수 있어요.

여름에는 온도가 올라가기 때문에 항문 주변에도 땀이 많이 나고 높아진 체온으로 세균 증식 속도도 빨라집니다. 이로 인해 염증이 잘 생겨 치루로 발전할 수 있습니다. 또 여름철에 너무 자주 씻거나 올바르지 않은 방법으로 자주 비데를 사용하는 것도 원인이 될 수 있습니다.

Q3

케겔운동이 정말 항문을 건강하게 만드는 데
도움이 되나요?

항문 괄약근의 꽉 조이는 힘이 세면 치핵이 항문 밖으로 돌출되는 현상이 줄어듭니다. 평상시 항문을 조이는 힘은 내괄약근이 80%, 외괄약근이 20% 정도 담당하는데요, 골반기저근을 조였다 푸는 케겔운동은 사실 외괄약근을 키우는 데 도움이 될 뿐입니다. 즉 케겔운동이 항문을 건강하게 만드는 데 도움이 되긴 하지만 그 효과는 크지 않은 것이 사실이지요. 따라서 내괄약근을 키울 수 있는 운동을 함께 병행해야 합니다.

제가 권하는 항문을 건강하게 만드는 운동은 복압에 변화를 주는 조깅입니다. 일주일에 3회 정도, 한 번 뛸 때 20분 이상 지속하면 내괄약근이 좋아집니다. 항문을 건강하게 만들고 싶다면 반드시 조깅과 케겔운동을 함께 진행해 보세요.

하루에 세 번 화장실에 가는데
괜찮은 건가요?

변비가 생겨도 걱정이지만, 하루에 몇 번씩 변을 보게 되면 장에 문제가 생긴 것은 아닌지 걱정이 되기 마련입니다. 하지만 하루에 화장실을 방문하는 횟수가 세 번까지는 정상입니다. 다만 세 번을 넘어 너무 자주 가는 경우에는 치핵과 가려움증이 생길 수 있어요.

제가 추천하는 배변 횟수는 하루 두 번, 아침과 저녁에 화장실을 가는 것입니다. 화장실에 가고 싶지 않아도 배변 타임을 정해 일정한 시간에 변기에 앉다 보면 매일 가는 습관을 들일 수 있습니다. 배변 역시 올바른 습관을 들이는 것이 중요하다는 점 명심하세요.

변비라서 배변할 때마다 너무 많은 힘을 줘요. 변비가 더 심해질까요?

결론부터 말하면 배변 시 과도하게 힘을 주는 행위는 자율신경반사를 방해해 변비를 악화시킬 수 있습니다. 특히 과도한 자극이 반복적으로 항문에 가해지면 오히려 항문이 조이고 직장 내 압력이 높아져요. 또 직장항문억제반사가 약해지고 직장 순응도에 의해 변의감이 사라지게 되면서 직장 내 변이 더 굵고 단단해질 수 있어요. 그러면 이 단단한 변을 내보내기 위해 더 강한 힘을 주기 때문에 항문의 혈관이 확장되고 혈액이 몰려 치핵으로 발전할 가능성도 높습니다. 그러니 배변은 최대한 자율신경반사를 통해 자연스레 유도할 수 있도록 합니다.

식이섬유를 많이 먹으면
변비가 사라질까요?

식이섬유는 소화액에 의해 분해되지 않아 그대로 음식물 찌꺼기를 흡착해 대장까지 내려갑니다. 그곳에서 수분을 마구마구 흡입해 대변의 양과 무게를 증가시키고 변을 부드럽게 만들어요. 또 장의 연동운동을 활발하게 만들어 음식물 찌꺼기가 대장을 통과하는 시간을 단축시켜 주지요. 따라서 식이섬유를 많이 섭취하면 변비를 해소하는 데 분명 도움이 됩니다.

식이섬유는 정제되지 않은 곡류뿐 아니라 버섯·부추·상추·오이·당근 같은 채소에 많이 함유되어 있습니다.

단, 충분한 수분 섭취 없이 식이섬유만 섭취할 경우 복부 팽만감이 심해지고 오히려 변비가 악화될 수 있으니 반드시 식이섬유와 충분한 물을 함께 섭취하도록 합니다.

왜 여행만 가면
변비가 발생하는 걸까요?

평상시에는 아무 이상이 없는 사람도 여행만 가면 변비로 고생하는 경우가 많습니다. 우리의 장이 습관에 매우 예민한 기관이기 때문입니다. 장은 아주 민감하기 때문에 일상의 변화가 생기면 곧바로 움직임을 멈출 수도 있어요. 평상시 사용하던 화장실이 아니거나, 여행을 다니느라 평소 배변습관을 지키지 못하게 되는 것도 원인이지요. 외부 활동이 많은 여행 특성상 평소보다 물을 적게 마시는 행동도 변비를 불러일으킬 수 있어요. 낯선 환경에 대한 스트레스, 불안감, 긴장감이 즉 배변활동에 악영향을 미치기도 하지요.

여행 시 변비가 생기는 것을 막으려면 여행 중에도 평상시 식습관을 유지하는 것이 중요합니다. 평소에도 스트레스가 증가하거나 새로운 음식, 자극적인 음식을 먹었을 때 변비가 생겼다면 여행 전 미리 병원을 방문해 약을 처방받는 것도 좋습니다.

Q8

여성이 남성보다 변비에
더 잘 걸리는 이유는 무엇인가요?

여러 가지 이유가 있지만 가장 흔한 경우는 무리한 다이어트로 인해 식사량이 줄어든 것이 가장 큰 이유일 수 있습니다. 다이어트 셰이크 등 식사 대용식의 양이 절대적으로 적어 자연스레 장의 연동운동과 배변활동이 둔화되는 것이지요. 자연히 섬유질과 수분 섭취도 부족해져 변이 딱딱하게 굳으며 변비가 악화됩니다.

또 장 주변 근육이 약한 것도 하나의 원인일 수 있어요. 배 주변 근육이 약하면 변을 내보내는 힘 또한 약해지기 때문입니다. 또 여성 호르몬의 변화가 장운동을 억제해 변비가 생기기도 해요. 따라서 변비를 예방하려면 무리한 다이어트는 피하고 골고루 먹는 식습관과 규칙적인 배변 활동을 지키도록 해야 합니다.

치질도 유전인가요?

유전과는 상관없지만, 가족력은 있습니다. 대개 부모님이 치질이 있으면 자녀도 치질이 생기는데요. 이는 유전적 요인이라기보다 부모의 식습관이나 생활습관을 그대로 보고 배우기 때문일 확률이 높습니다. 부모님이 기름기가 많은 음식과 시거나 매운 음식을 주로 먹는다면 아이들도 동일한 식습관을 가지기 마련이지요. 자연스레 배변 활동에도 영향을 줄 수밖에 없습니다.

만약 부모의 항문에 치질 혈관이 무척 많이 분포되어 있다면, 유전의 신비에 의해 자녀의 항문 역시 비슷할 수 있어요. 하지만 항문에 치질 혈관이 많다고 해서 반드시 치질이 발생하는 것은 아닙니다. 단지 치질이 발생할 소인이 있을 뿐입니다. 그러니 요전적인 원인을 찾기보다는 평소 생활습관을 유의하는 것이 더 낫습니다.

당신의 하루가
가벼웠으면 좋겠습니다

초판 1쇄 인쇄 2023년 8월 14일
초판 1쇄 발행 2023년 8월 24일

지은이 임익강
펴낸이 김선식

경영총괄 김은영
콘텐츠사업2본부장 박현미
책임편집 이한결 책임마케터 오서영
콘텐츠사업7팀장 김민정 콘텐츠사업7팀 김단비, 권예경, 이한결
편집관리팀 조세현, 백설희 저작권팀 한승빈, 이슬, 윤제희
마케팅본부장 권장규 마케팅1팀 최혜령, 오서영
미디어홍보본부장 정명찬 영상디자인파트 송현석, 박장미, 김은지, 이소영
브랜드관리팀 안지혜, 오수미, 문윤정, 이예주 지식교양팀 이수인, 염아라, 김혜원, 석찬미, 백지은
크리에이티브팀 임유나, 박지수, 변승주, 김화정, 장세진 뉴미디어팀 김민정, 이지은, 홍수경, 서가을
재무관리팀 하미선, 윤이경, 김재경, 이보람
인사총무팀 강미숙, 김혜진, 지석배, 박예찬, 황종원
제작관리팀 이소현, 최완규, 이지우, 김소영, 김진경, 양지환
물류관리팀 김형기, 김선진, 한유현, 전태환, 전태연, 양문현, 최창우
외부스태프 디자인 정윤경 일러스트 임희

펴낸곳 다산북스 2005년 12월 23일 제313-2005-00277호
주소 경기도 파주시 회동길 490 다산북스 파주사옥
전화 02-704-1724 팩스 02-703-2219 이메일 dasanbooks@dasanbooks.com
홈페이지 www.dasanbooks.com 블로그 blog.naver.com/dasan_books
용지 신승지류유통(주) 인쇄 한영문화사 코팅·후가공 평창P&G

ISBN 979-11-306-4547-6 (03510)